AF566601

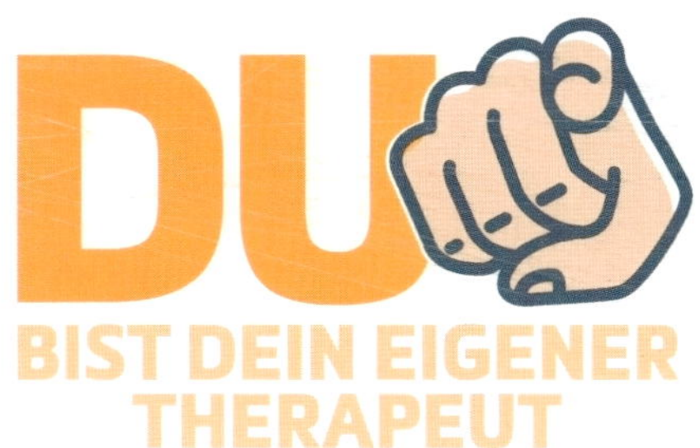
DU
BIST DEIN EIGENER
THERAPEUT

Andreas Alt • Bernard C. Kolster

Schulter-schmerzen

Wie ich meine Beschwerden selbst in drei einfachen Schritten in den Griff bekomme

KVM – Der Medizinverlag

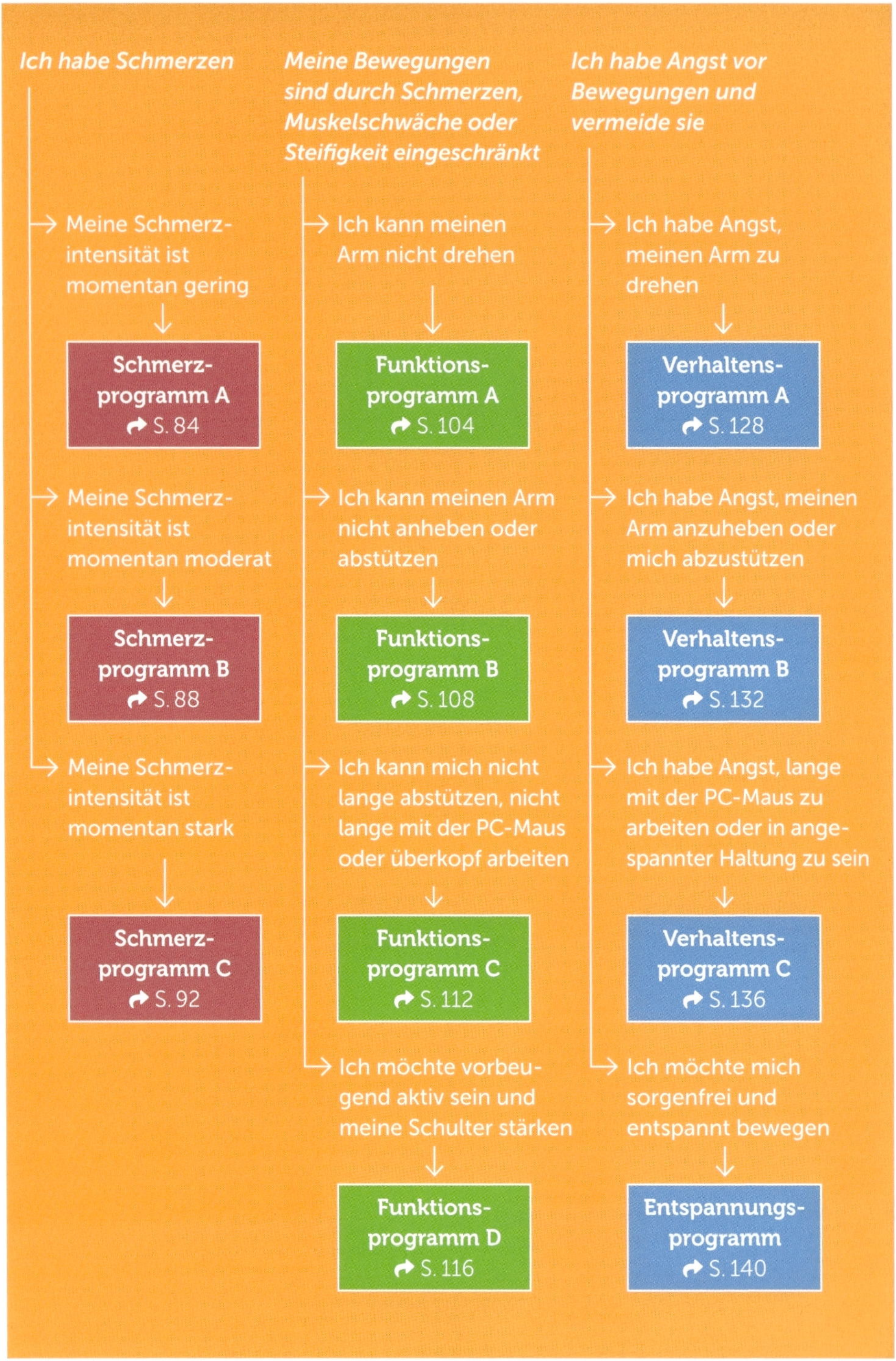

Ich habe Schmerzen

→ Meine Schmerzintensität ist momentan gering
↓
Schmerzprogramm A
➦ S. 84

→ Meine Schmerzintensität ist momentan moderat
↓
Schmerzprogramm B
➦ S. 88

→ Meine Schmerzintensität ist momentan stark
↓
Schmerzprogramm C
➦ S. 92

Meine Bewegungen sind durch Schmerzen, Muskelschwäche oder Steifigkeit eingeschränkt

→ Ich kann meinen Arm nicht drehen
↓
Funktionsprogramm A
➦ S. 104

→ Ich kann meinen Arm nicht anheben oder abstützen
↓
Funktionsprogramm B
➦ S. 108

→ Ich kann mich nicht lange abstützen, nicht lange mit der PC-Maus oder überkopf arbeiten
↓
Funktionsprogramm C
➦ S. 112

→ Ich möchte vorbeugend aktiv sein und meine Schulter stärken
↓
Funktionsprogramm D
➦ S. 116

Ich habe Angst vor Bewegungen und vermeide sie

→ Ich habe Angst, meinen Arm zu drehen
↓
Verhaltensprogramm A
➦ S. 128

→ Ich habe Angst, meinen Arm anzuheben oder mich abzustützen
↓
Verhaltensprogramm B
➦ S. 132

→ Ich habe Angst, lange mit der PC-Maus zu arbeiten oder in angespannter Haltung zu sein
↓
Verhaltensprogramm C
➦ S. 136

→ Ich möchte mich sorgenfrei und entspannt bewegen
↓
Entspannungsprogramm
➦ S. 140

Inhalt

Vorwort

Unser Plan, einen Ratgeber zur Eigentherapie von Schulterbeschwerden zu entwickeln, kam durch unsere Erfahrung im alltäglichen Praxisbetrieb zustande. Die Physiotherapie ist heutzutage für Schulterbeschwerden ein nicht mehr wegzudenkender Qualitätsfaktor im Gesundheitswesen. Was ist jedoch, wenn deine Schulterbeschwerden nicht durch die bekannten Empfehlungen und Maßnahmen verschwinden?

Wir wissen heute, dass die allseits bekannten Methoden zur Bekämpfung von Schulterbeschwerden durch neue Therapieformen ersetzt werden müssen. Denn wer gegenwärtig noch ausschließlich auf Massagen, Schmerzmedikamente, passives Mobilisieren der Schultergelenke oder harte Einheiten im Fitnessstudio vertraut, hat ein Problem. Diese Methoden sind nicht effektiv, weil sie nicht an den Ursachen der Beschwerden ansetzen. Zudem haben sie keine langfristige Wirkung. Die Wiederkehr deiner Schulterbeschwerden ist damit kaum vermeidbar.

Die moderne Wissenschaft in der Physiotherapie bei Schulterbeschwerden zeigt es ganz deutlich: Nicht der Schmerz ist das Problem, sondern dessen Ursachen! Nun wirst du denken: „Die Ursache ist doch ganz klar: Mein Schultergelenk ist verengt oder entzündet, die Sehnen der Rotatorenmanschette sind beschädigt und die Gelenkpartner abgenutzt." Diese Gedanken sind nachvollziehbar, weil sie sehr einfach und klar vorstellbar wirken. Zudem stimmt es auch, solche Ursachen gibt es tatsächlich. Allerdings sind für die häufigsten Schulterbeschwerden nicht ein Bänder- oder Sehnenriss oder andere vergleichbar gefährliche Verletzungen ursächlich. Rund 65 % aller Schulterschmerzen entsprechen dem sogenannten „subakromialen Schulterschmerz", was so viel heißt wie Schmerzen im Bereich zwischen Oberarm und Schulterdach, und sind nicht auf eine gefährliche Strukturschädigung zurückzuführen. Die Intensität und die Gefährlichkeit von Schulterverletzungen schwanken enorm. Dem überwiegenden Anteil schmerzhafter Schulterbeschwerden liegen keine gefährlichen Verletzungen zugrunde. Eine Entzündung des Schultergelenks oder verschobene Gelenkpartner z. B. bedeuten höllische Schmerzen und eine aufwendige ärztliche Therapie. Ein Glück, dass diese Verletzungen eher selten sind! In Wirklichkeit sind die meisten dieser Verletzungen zum einen weitaus weniger gefährlich, als du denkst, und zum anderen sind für Schulterschmerzen nicht immer körperliche Schäden ursächlich.

Viel häufiger sind die Gründe unserer Beschwerden ganz anders. Zu viel Druck von außen auf die eigene Belastbarkeit, immer größere Erwartungen an sich selbst und das kaum erlöschende Gefühl von „Da-geht-noch-Mehr" bestimmen unseren Alltag. Dabei stehen die wirklich überdauernden gesundheits- und belastbarkeitsfördernden Aktionen hinten an – weil sie vielleicht nicht bekannt sind oder die Idee fehlt, was konkret und in welchem Maße wir tun sollten.

Um die Ansätze zur Selbstbehandlung zu verstehen und deine Schulterbeschwerden wirksam zum Verschwinden zu bringen, solltest du deine Aufmerksamkeit den Inhalten dieses Buches schenken. Diese wurden von zahlreichen Patienten geprüft und für einmalig effektiv befunden. Nutze also die Chance, die für dich zur Lösung deiner Beschwerden bereitsteht. Wir wünschen dir, dass du nie wieder einen Schritt in Richtung deines Arztes oder Physiotherapeuten setzen musst, weil du deine Schulterbeschwerden selbstständig überwinden konntest – getreu dem Motto dieses Ratgebers: „Hilf dir selbst!"

Zu guter Letzt bleibt noch unsere Bitte an dich, deine Erfahrungen mit den Selbstbehandlungsprogrammen mit uns zu teilen. Wir freuen uns auf dein Feedback!

Mit besten Grüßen
Andreas Alt und Bernard C. Kolster

Einleitung

Der Schulterschmerz ist eine gesundheitliche Problematik, die in den letzten Jahren immer weiter zugenommen hat. Nach den Nacken- und Rückenschmerzen sind Schulterschmerzen das dritthäufigste Beschwerdebild unter den muskuloskelettalen Beschwerden, also den Muskel und das Skelett betreffende Schmerzen. Im Laufe des Lebens leiden rund 65 % der Gesamtbevölkerung mindestens einmal unter Schulterschmerzen, obwohl keine gefährliche Ursache vorliegt, wie z. B. Sehnen- und Bänderrisse, schwerwiegende Entzündungen, Knochenbrüche oder Gelenkkapselverletzungen (Bhattacharyya et al. 2014, Veen et al. 2019). Es sticht, es brennt oder es drückt bei unterschiedlichen Aktivitäten im Alltag, Beruf oder beim Sport. Der so wahrnehmbare und oft stark limitierende Schmerz ist geprägt von verschiedenen Zeiträumen und Ursachen. So gehst du vielleicht deiner beruflichen Tätigkeit im Büro nach und quälst dich seit Langem und immer wieder mit ziehenden, „drückenden" Schulterschmerzen. Dein gleichaltriger Kollege hingegen klagt nur selten und wenn, dann eher kurz über ein „Ziehen" im Schulterbereich, welches nach einigen Tagen bis Wochen wieder verschwindet. Hinzu kommt ein dritter Kollege, der ebenfalls schon über „stechende" Schulterschmerzen klagte, welche bei ihm bereits nach drei Tagen verschwanden. Diese Situationen sind unser alltägliches, medizinisches Themengebiet. Die Liste ist mit den unterschiedlichen Leidensberichten der Betroffenen gefüllt, und es zeigen sich immer diese drei Fragen: „Was ist an meiner Schulter kaputt?" „Woher kommen die Schmerzen?" und „Wieso werden sie nicht besser?"

Doch warum treten solche Schulterbeschwerden immer wieder auf und wieso ist niemand generell vor Schulterbeschwerden absolut sicher – egal, ob Sportler, Handwerker und Bürotätige? Es scheint gerade so, als wären die meisten Versuche zur Abhilfe unwirksam (Diercks et al. 2014, Haik et al. 2020). Wir fragen die Patienten, wie denn ihre Versuche, die Beschwerden zu reduzieren, ausgesehen haben. Der ärztliche Erstkontakt wird regelmäßig als Start erwähnt, gefolgt von der Überweisung zum Physiotherapeuten. Der Arzt stellt eine meistens eher als „schwammig" einzustufende Diagnose wie etwa „subakromiales Schmerzsyndrom". Nur selten findet der Arzt eine maßgebliche Verletzung der Sehnen oder Bänder am Schultergelenk, Knochenbrüche, eine gefährliche Infektion oder schwerwiegende Entzündung, wie z. B. schwere Formen der Schleimbeutelentzündung, Arthrosen oder Gelenkkapselverletzungen (Bhattacharyya et al. 2014, Haik et al. 2020, Veen et al. 2019). In der Physiotherapie werden dann anschließend die Gelenkpartner des Schultergelenks mobilisiert, die Muskeln deines Schultergürtels massiert oder getriggert. Manchmal nehmen die Schmerzen ab, doch häufig nicht mal das. Stattdessen kommen die Beschwerden zurück und meistens bleibt das Muster deines Alltags das Gleiche: Der Beruf stresst, die Familie braucht Hilfe und der Sport wird immer weiter reduziert.

Wie häufig kommst du zur Physiotherapie und wirst genau nach deinen alltäglichen Lebensumständen befragt? Nie? Wird stattdessen deine Schulter erst einmal mobilisiert, massiert oder es werden deine angeblich blockierten Gelenkpartner mit einem kräftigen „Rucken" bearbeitet? Wenn das so ist, bleiben die heute bekannten Ursachen von Schulterbeschwerden „außen vor" und die entsprechenden Therapiemethoden ungenutzt. Und das ist der Punkt: Heutzutage wissen wir um die Komplexität der Schulterschmerzen viel besser Bescheid als noch vor einigen Jahren. Häufig sind die Methoden und Empfehlungen zur Therapie von Schulterbeschwerden überholt und nicht mehr zutreffend.

Wir wissen inzwischen, dass vor allem der Lebensstil und die Einwirkungen des alltäglichen Umfelds für die Entstehung, aber auch für die erfolgreiche Rehabilitation der Schulterbeschwerden zu nennen sind. Dies bestätigen zahlreiche Forschungsarbeiten (Haik et al. 2020, Park et al. 2020, Schell et al. 2008). Doch was heißt das? Wir leben in einer Leistungsgesellschaft, die fast ausschließlich mit der Perfektion des Alltags einhergeht. So geht es z. B. um die herausragende berufliche Leistung, den „zielführenden" Umgang mit Freundschaften, die perfekte Familie oder das Immer-besser-Werden im Sport. Was fehlt, ist das gesunde Maß. Das bezieht sich auf die Verarbeitung von einwirkenden Reizen von außen, die sich stattdessen zum Stress steigern und eben nicht mehr „gesund" verarbeitet werden. Damit verbunden sind meist auch die Reduktion entspannender und ausgleichender Aktivitäten, wie z. B. Bewegung, und eine energieraubende anstatt einer gesunden Verarbeitung von Sorgen. Fehlinformationen über die Belastbarkeit der Schulter oder über die im Zusammenhang mit Schulterschmerzen oft erwähnten Risiken steigern den negativen Verarbeitungsprozess weiter (Haik et al. 2020, Park et al. 2020). Warum dies expliziert erwähnt wird? Weil es an der Zeit ist, mit alten Mythen aufzuräumen und dir die nachhaltige Form der Therapie von Schulterbeschwerden für den Eigenbrauch zu ermöglichen.

Neun Mythen über Schulterschmerzen

Mythos 1

Büroarbeit verursacht keine Schulterschmerzen!

Falsch! Lange Stunden vor dem Computer während der Arbeit sind eine Hauptursache für chronische Schulterschmerzen. Die Schmerzen sind Folge der einseitigen und unausgewogenen Beanspruchung der Schultermuskulatur (Hutting et al. 2014, Linaker & Walker-Bone 2015).

Mythos 2

Schulterschmerzen kann man nicht vermeiden!

Falsch! Regelmäßige und zielgerichtete Beanspruchungen der Schultermuskulatur sowie ein individuelles Schmerzmanagement können Schulterschmerzen nicht nur für kurze Zeit, sondern vor allem langfristig lindern und sogar verhindern (Diercks et al. 2014, Haik et al. 2020, Park et al. 2020).

Mythos 3

Massagen oder das „Einrenken" von Schultergelenkspartnern beheben die Ursachen der Schulterbeschwerden!

Falsch! Hierbei handelt sich lediglich um eine Behandlung der Symptome, in dem Fall „Schmerz". Die Umstände und Reize, wie monotone Beanspruchung, Bewegungsarmut, muskuläre Schwächen oder einfach die Angst vor Schäden am Schultergelenk durch z. B. das „Überlasten" des Schultergelenks, werden dabei nicht berücksichtigt (Alt & Herbst 2016, Diercks et al. 2014, Park et al. 2020, Reilingh et al. 2008).

Mythos 4

Das Alter hat keinen Einfluss auf Schulterschmerzen!

Falsch! Leider steigt die Häufigkeit für Schulterschmerzen mit dem Alter an. Während in jüngeren Jahren nur knapp 10 % der Menschen an Schulterschmerzen leiden, sind rund 45 % der über 60-Jährigen betroffen (Diercks et al. 2014, Veen et al. 2019).

Mythos 5

Die Operation ist die beste Behandlungsoption für Schulterschmerzen!

Falsch! Ein chirurgischer Eingriff ist in der Regel der letzte Ausweg bei Schulterschmerzen, da Operationen mit verschiedenen Risiken und einem langen Genesungsprozess einhergehen. Neben der operativen gibt es viele konservative Therapiemöglichkeiten, die eine wirksame Linderung ohne diese Risiken bieten. Heute werden bevorzugt konservative Therapiemaßnahmen eingesetzt, um Schulterschmerzen langfristig zu lindern (Diercks et al. 2014, Nazari et al. 2019).

Mythos 6

Die eingeschränkte Beweglichkeit eines versteiften Schultergelenks lässt sich in kurzer Zeit wiederherstellen!

Falsch! Wenn das Schultergelenk wirklich versteift ist (z. B. Frozen Shoulder oder infolge einer langandauernden Immobilisation), bedarf die Therapie einen langen Behandlungszeitraum und viel Geduld. Jedoch entwickelt sich eine Schultersteife nur im Rahmen einer speziellen Erkrankung, der sogenannten Frozen Shoulder, oder nach konsequenter und langandauernder Immobilität (Kraal et al. 2017, 2019) und tritt daher sehr selten auf).

Mythos 7

Die erweiterte Schultergelenksbeweglichkeit bei Wurf- oder Schlagsportathleten ist immer eine gesundheitliche Problematik!

Falsch! Wurf- und Schlagsportathleten, wie z. B. Handball-, Volleyball-, Baseball-Spieler oder Schwimmer, haben aufgrund der größeren Schulterbeweglichkeit eine bessere Beschleunigungs- und Kraftentfaltung. Diese benötigen sie zur erfolgreichen Ausführung ihrer Sportart. Eine Pathologie oder eine gesundheitliche Problematik ist damit nicht gleichzusetzen (Cools et al. 2015).

Mythos 8

Die ausgeprägte Muskelkraft und Beweglichkeit der Schulter bei Sportlern schützen vor Schulterverletzungen!

Falsch! Eine hohe Muskelkraft und Beweglichkeit des Schultergelenks wirken natürlich schützend auf die Gelenkstrukturen, jedoch führen sie nicht automatisch zur Immunität vor Verletzungen. Auch trainierte Personen können sich an der Schulter verletzen (Johnson et al. 2019).

Mythos 9

Der menschliche Körper ist vergleichbar mit einer Maschine!
Falsch! Der Mensch ist ein fühlendes, träumendes, individuell denkendes, empathisches Lebewesen und sein Körper ist nicht mit der Funktionsweise einer Maschine abzubilden. Genauso wichtig ist daher die Beachtung der Psyche bei der Behandlung körperlicher Beschwerden (Diercks et al. 2014, Park et al. 2020, Reilingh et al. 2008). Außerdem reagieren Menschen auf moderate Stressreize nicht mit Zerbrechen oder Schaden, wie es z. B. bei einem Auto der Fall wäre. Stattdessen kann sich unser Körper anpassen und leistungsfähiger werden. Diese Anpassung ist das Grundprinzip von jedem körperlichen Training und ermöglicht uns, mit den Belastungen zu wachsen und sie in Zukunft besser zu bewältigen (Kitaoka 2014).

Sind die meisten Schulterbeschwerden gefährlich? Nein. Die meisten Schulterbeschwerden sind nicht auf körperliche Schäden, sondern auf die erwähnten Muster unseres heutigen Lebensstils zurückzuführen. Darum weisen auch Schulterschmerzen nicht zwingend auf klassische Verletzungen deiner Schulter, wie etwa eine gerissene Sehne, hin. Selbst wenn deine Schulter einmal überlastet ist, liegt dies meistens an einer Überreizung der Muskulatur oder an einer Verarbeitungsstörung deines Nervensystems [➦„Schmerzeinteilung“ S. 30].

In diesem Buch lernst du, wie du deine Schulterbeschwerden effektiv und nachhaltig **selbst beurteilen** und **behandeln** kannst. Dafür verwenden wir drei wichtige Wege:

- → Schmerzmanagement
- → Optimierung deiner Bewegungsabläufe
- → Umgang mit Schulterbeschwerden durch das richtige Verhalten

Die Therapiemethoden entsprechen den aktuellen und vielseitig geprüften, wissenschaftlichen Erkenntnissen.

Um deine Schulterbeschwerden bewältigen zu können, wird neben den drei Lösungswegen noch eine zielführende Analyse gebraucht. Daher wird dir vor jeder Durchführung der vorgestellten Therapieprogramme eine Selbsteinschätzung deiner Beschwerden empfohlen. Diese Selbsteinschätzung unterscheidet sich von klassischen Untersuchungen, weil die Zurückgewinnung deiner aktiven Fähigkeiten im Vordergrund steht. Die alleinige Minderung deiner Symptome ist nicht ausreichend. Die Selbsteinschätzungen sind an typische Einschränkungen durch deine Schulterbeschwerden angelehnt, wie z. B. die Intensität deines Schmerzes beim Kämmen deiner Haare oder beim Abstützen deines Oberkörpers. Du selbst definierst also deine Untersuchung! Danach richtet sich dann dein spezifisches Therapieprogramm [➦„Praxisteil" ab S. 65]. Ebenso findest du in diesem Buch Hinweise, deine Lebensweise zu verbessern. Hier spielt die Ernährung eine wichtige Rolle. Schmerz und Ernährung sind eng miteinander verbunden, und man erreicht über die Ernährung wertvolle Effekte zur Schmerzbekämpfung. Wusstest du, dass rotes Fleisch oder Wurstwaren Entzündungsprozesse im Körper fördern [➦„Lebensführung" S. 60]?

Eine gesunde Schulter benötigt ein langfristiges Management in eigenverantwortlicher Regie und es gibt eine Person, die dir langfristig helfen kann: Das bist du selbst!

Die Funktionen der Schulter

Wie funktioniert dein Schultergelenk? Die Antwort auf diese Frage ist von der menschlichen Evolution geprägt. Wir wissen aus entsprechenden wissenschaftlichen Untersuchungen, dass sich der Mensch schon vor ca. 3,6 Millionen Jahren vom Vier- zum Zweibeiner entwickelt hat. Die Entwicklung zum aufrechten Gang bezeichnet man als Bipedie. Interessant dabei sind die für uns ausschlaggebenden, anatomischen Veränderungen (Stringer 2002). Wir Menschen mussten uns körperlich fortwährend an die neuen Bedingungen des aufrechten Gangs anpassen. Dies bedeutet bis heute eine deutliche Auswirkung auf unsere Belastbarkeit. Allein die veränderte Kraftverteilung auf vorher vier und in der Moderne auf zwei Beine zeigt die Notwendigkeit einer Anpassung. Natürlich sind diese vermeintlichen Nachteile durch die Evolution nicht nur schlecht. Wir erhielten dadurch auch enorme Vorteile – im Gegensatz zu anderen „Tieren“: Die Unabhängigkeit der Arme und Hände verhalf uns zu viel mehr Fähigkeiten. Wir können komplexe mechanische Aufgaben erledigen, wie z. B. Schreiben, Basteln oder Handwerken. Unsere Schulter ist für das Arbeiten mit unseren Händen konstruiert und erlaubt uns eine enorme Beweglichkeit, die mit keinem anderen Gelenk des Menschen zu vergleichen ist. Allerdings geht eine hohe Beweglichkeit auch mit dem Verlust von knöcherner Stabilisation einher. Stattdessen wird unsere Schulter von unserer Muskulatur und unserem Bandapparat stabilisiert. Daneben ist unsere Schulter in der Lage, kleine und hochpräzise Bewegungen über kurze sowie lange Zeitspannen zu ermöglichen. Zur Veranschaulichung eignet sich der Vergleich zwischen langwierigen

Arbeiten, z. B. Deckenstreichen, und kurzzeitigen und sehr kraftaufwendigen Beanspruchungen, wie z. B. dem Abdrücken des Oberkörpers oder einem Wurf. Für langandauernde Ruhe und einseitige Belastung, wie es die PC-Arbeit darstellt, ist das Schultergelenk allerdings nicht konzipiert. Nachdem wir also mittlerweile zum ausdauernden, vielseitigen und aufrecht gehenden Menschen entwickelt sind, stoßen wir seit einigen Jahrhunderten auf ein weiteres Problem: Wir sitzen zu viel! Und wundern uns, warum unser Körper daraufhin rebelliert. Zur Verdeutlichung: Wer acht Stunden lang am Tag sitzt oder sich bewegungsarm verhält, benötigt mindestens 60 Minuten dauerhafte Aktivität, also z. B. Laufen, um diese Bewegungsarmut, die sich auf fast jedes Gelenk auswirkt, zu kompensieren (Ekelund et al. 2016).

Die Schulter und ihre Anteile

Die Schulter ist ein komplexer Körperteil mit vielen unterschiedlichen Funktionen. Wie diese ermöglicht werden, lässt sich anhand der Gelenkspartner und Strukturen erklären [👁 Abb. 1, S. 18] Im Alltag wird häufig von „dem" Schultergelenk gesprochen, dabei umfasst der Schultergürtel ganze fünf Gelenke, die im Bereich des Oberarms, des Schulterblatts und des Schlüsselbeins liegen.

Glenohumeralgelenk: Das Glenohumeralgelenk bezeichnet das Gelenk zwischen Schulterblatt (lat. cavitas glenoidale = Gelenkpfanne des Schulterblatts) und Oberarm (lat. humerus = Oberarm) und entspricht dem umgangssprachlichen Schultergelenk. Es ist das beweglichste Gelenk des menschlichen Körpers und zeichnet sich durch eine komplexe Funktionsweise und leistungsfähige Stabilisation aus. Die Gelenkfunktionen ebenso wie die Gelenkstabilität werden durch das Zusammenspiel von Muskeln, Sehnen, Gelenkkapsel und Bändern ermöglicht. Im Gegensatz zu anderen Gelenken,

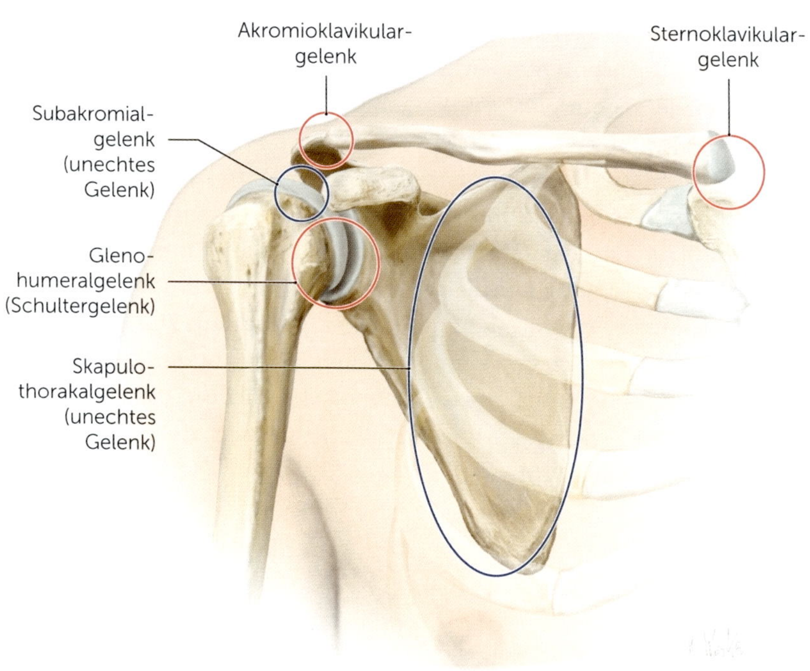

Abb. 1 Der Schultergürtel umfasst 5 Gelenke. Das Art. glenohumeralis wird umgangssprachlich als Schultergelenk bezeichnet und verbindet den Oberarm mit dem Schulterblatt.

wie z. B. dem Hüftgelenk, wird das Gelenk nicht primär durch Knochen stabilisiert. Beim Hüftgelenk beispielsweise wird der Kopf des Oberschenkelknochens von der tiefen und großen Hüftpfanne umschlossen, sodass die knöchernen Strukturen ein Rausspringen des Oberschenkels verhindern. Beim Glenohumeralgelenk dagegen sitzt der große Kopf des Oberarms auf der kleinen und flachen Gelenkpfanne des Schulterblatts. Die Gelenkpfanne umschließt den Oberarmkopf nicht und ist deutlich kleiner als der Oberarmkopf.

Dies ermöglicht den enormen Bewegungsspielraum des Glenohumeralgelenks, wie ihn kein zweites Gelenk hat (Bain et al. 2015). Unser Oberarm ist in alle Richtungen beweglich, so können wir den Arm nach vorne und zur Seite anheben, nach hinten strecken und nach innen sowie außen rotieren. Um ein Rausspringen oder Verschieben der Gelenkpartner zu verhindern, wird die Schulter vor allem durch eine kräftige Muskulatur stabilisiert. Weiter wird das Gelenk durch eine starke Gelenkkapsel und einen Bänder- und Sehnenapparat gesichert, der das Gelenk umschließt (Bain et al. 2015). Durch diese Strukturen ist unsere Schulter gut geschützt und in der Lage, große Kraft zu entfalten und gleichzeitig die Stabilität zu gewährleisten, wie es z. B. beim Abdrücken des Oberkörpers während eines Liegestützes oder eines Sturzes erforderlich ist.

Hinweis

Das Glenohumeralgelenk wird umgangssprachlich als das Schultergelenk bezeichnet. In erster Linie stabilisiert die gelenkumgebende Muskulatur, die sogenannte Rotatorenmanschette, das Glenohumeralgelenk.

Der Muskulatur kommt sowohl bei der Kraftentwicklung als auch bei der Stabilisation eine große Bedeutung zu und genau hierin liegt die Besonderheit des Schultergelenks. Nicht die starren knöchernen Strukturen stabilisieren das Schultergelenk, sondern die bewegliche und dehnfähige Muskulatur

Die Bänder des Glenohumeralgelenks: Zwar wird die Führung des Glenohumeralgelenks in erster Linie nicht durch die Bänder, sondern durch das Muskelsystem gewährleistet, dennoch verstärken die Bänder die Gelenkkapsel [Abb. 2, S. 20]. Dadurch tragen sie zur Gelenkstabilisation beim Anheben des Oberarms nach vorne und oben bei.

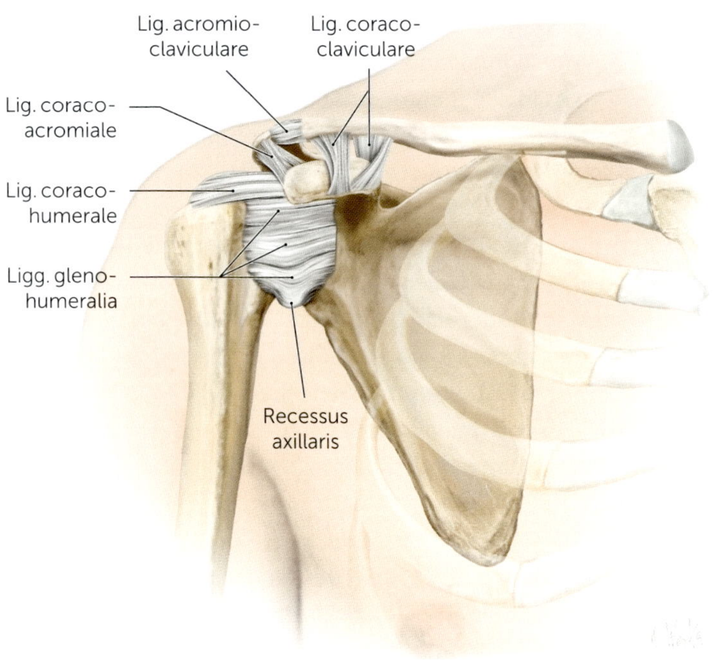

Abb. 2 Der Bandapparat des Glenohumeralgelenks besteht aus den Bändern Ligg. glenohumeralia, Lig. coracohumerale und Lig. coracoglenoidale (liegt unterhalb des Lig. coracohumerale). Die Bänder umschließen das Gelenk und tragen zur Stabilisation bei.

Der Bandapparat des Glenohumeralgelenks besteht aus den Bändern:

→ Ligamentum coracohumerale
→ Ligamentum coracoglenoidale
→ Ligamenta glenohumeralia

Muskulatur des Glenohumeralgelenks: Die Muskeln des Glenohumeralgelenks gewährleisten die Sicherung und Führung der Gelenkpartner. Hierfür ist die Rotatorenmanschette maßgeblich

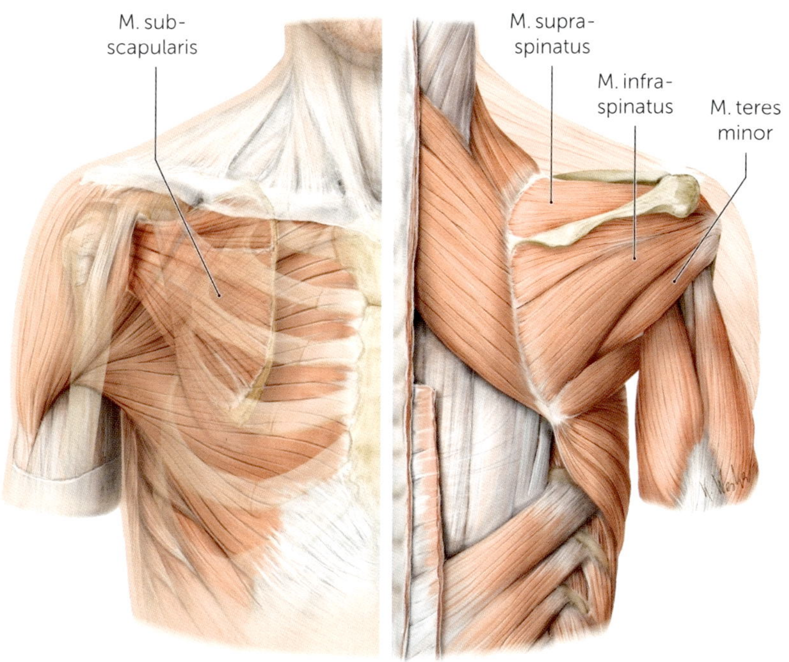

Abb. 3 Die Rotatorenmanschette besteht aus den vier Muskeln M. infraspinatus, M. supraspinatus, M. subscapularis und M. teres minor. Sie umfassen das Glenohumeralgelenk und tragen zur Stabilisation bei.

verantwortlich. Sie besteht aus vier Muskeln, die das Gelenk manschettenartig umschließen. Durch den Verlauf der Muskeln wird der vordere, hintere und obere Gelenkanteil umschlossen [Abb. 3]. Bei einer Anspannung dieser Muskeln wird der Oberarmkopf in der Gelenkpfanne zentriert, sodass dieser auch bei Bewegungen stets mittig in der Gelenkpfanne liegt und nicht aus ihr herausspringen kann. Neben der Stabilisation und Ausrichtung des Oberarmkopfes sind die Muskeln außerdem für verschiedene Bewegungen zuständig, darunter das seitliche Heben (Abduktion) sowie die Außen- und Innenrotation des Arms (Bain et al. 2015). Die Rotatorenmanschette besteht aus den folgenden vier Muskeln:

- Musculus infraspinatus
- Musculus supraspinatus
- Musculus subscapularis
- Musculus teres minor

Außerdem befinden sich mehrere **Schleimbeutel** im Bereich des Glenohumeralgelenks. Die Schleimbeutel sind ebenfalls für die Führung des Gelenks wichtig und ermöglichen zusätzlich das Gleiten der Gelenkstrukturen aufeinander. Durch die Schleimbeutel wird bei der Armbewegung die Reibung zwischen den einzelnen Strukturen reduziert, z. B. zwischen Muskelsehne und Knochen, und eine bessere Verschieblichkeit der Strukturen erreicht (Bain et al. 2015).

Nebengelenke der Schulter: Das Glenohumeralgelenk bewegt sich nicht isoliert, sondern immer in Kombination mit dem Schulterblatt und dem Schlüsselbein, z. B. drehen sich beim Heben des Arms auch das Schulterblatt und das Schlüsselbein nach oben, wodurch der Oberarm weiter angehoben werden kann, ohne die Gelenkpfanne zu verlassen. Der Oberarm, das Schulterblatt und das Schlüsselbein bilden eine funktionelle Einheit – den Schultergürtel. Der Schultergürtel umfasst vier weitere Gelenke [Abb. 1, S. 18]:

- Akromioklavikulargelenk
  (Schulterdach-Schlüsselbein-Gelenk, echtes Gelenk)
- Sternoklavikulargelenk
  (Brustbein-Schlüsselbein-Gelenk, echtes Gelenk)
- Skapulothorakalgelenk
  (Schulterblatt-Thorax-Gelenk, unechtes Gelenk)
- Subakromialgelenk
  (Gleitraum unterhalb des Schulterdachs, unechtes Gelenk)

Die Nebengelenke ermöglichen die Beweglichkeit des Schulterblatts und Schlüsselbeins. Durch das Zusammenspiel der Schultergürtelgelenke ist es notwendig, das Glenohumeralgelenk nicht getrennt von dem Schultergürtel zu betrachten, sondern diesen in den Übungen zu berücksichtigen und ebenfalls zu trainieren.

Der größte Unterschied zwischen den vier Nebengelenken und dem Glenohumeralgelenk liegt im viel kleineren Bewegungsausmaß (Bain et al. 2015). Das Akromio- und Sternoklavikulargelenk verbinden die Enden des Schlüsselbeins mit dem Schulterblatt und dem Brustbein. Sie sind durch ihren Bänderapparat sehr gut fixiert und lassen im Vergleich zum Oberarm weniger Bewegung zu. Als Skapulothorakalgelenk wird die bewegliche Verbindung zwischen Brustkorb und Schulterblatt bezeichnet. Das Schulterblatt liegt auf einer Muskelschicht dem Rumpf auf und kann in alle Richtungen gleiten. Das Subakromialgelenk liegt zwischen dem Oberarmkopf und dem Schulterdach (Knochenvorsprung des Schulterblatts über dem Oberarmkopf) und besteht aus zwei Schleimbeuteln. Die Schleimbeutel dienen als Gleitlager, sodass der Oberarm beim Heben des Arms nicht am Schulterdach reibt, sondern eine schmerzfreie Bewegung möglich ist.

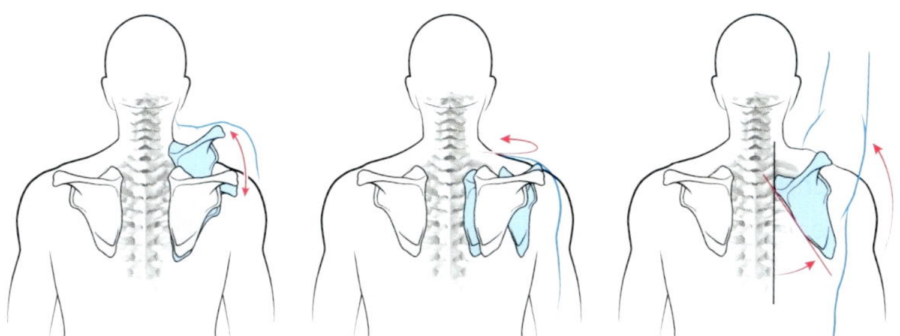

Abb. 4 Durch die Bewegung des Arms gleitet das Schulterblatt auf dem Rumpf mit. Das Zusammenspiel des Schulterblatts und des Oberarms ermöglicht den großen Bewegungsumfang.

Neben dem Bewegungsausmaß unterscheiden sich die Gelenke auch hinsichtlich ihrer Gelenkform. Das Akromio- und Sternoklavikulargelenk zählen zu den echten Gelenken, d. h., dass sich zwischen den Knochen ein Gelenkspalt befindet, der von einer Gelenkkapsel umschlossen ist. Bei einem echten Gelenk sind außerdem die Gelenkpartner mit Knorpel bedeckt und der Gelenkspalt ist mit einer Flüssigkeit (Synovia) gefüllt. Das Skapulothorakal- und das Subakromialgelenk werden auch als unechte Gelenke bezeichnet, da sie weder Gelenkspalt, Gelenkkapsel noch Gelenkflüssigkeit aufweisen. Sie verbinden die Knochen auf eine andere Weise miteinander, z. B. gleitet das Schulterblatt auf einer Muskelschicht auf dem Brustkorb. Beim Subakromialgelenk wird die Beweglichkeit der Gelenkpartner durch Schleimbeutel erreicht.

Du erfährst und nutzt die Funktionen deiner Schulter jeden Tag!

Fangen wir doch einmal ganz zu Beginn eines neuen Tages an: Wahrscheinlich gehst du einer beruflichen Tätigkeit nach, der du schon morgens nachkommen musst oder du möchtest deine Kinder betreuen. Du wachst also frühmorgens auf und planst direkt aufzustehen. Dazu richtest du dich auf, rotierst deinen Oberkörper in Richtung Bettkante und stützt dich mit deinem Arm ab. Anschließend stehst du auf, gehst zu deinem Kleiderschrank und greifst nach oben zur Kleiderstange, um dir einen Pullover zu holen und über den Kopf zu ziehen. Wunderbar. Die ersten beiden Funktionen, nämlich die **dreidimensionale Beweglichkeit – Drehen, Heben, Abspreizen –** und die **Stabilisierungsfähigkeit** deiner Schulter hast du nun schon genutzt.

Anschließend nimmst du deine restlichen Kleider und gehst ins Badezimmer, um deiner Morgenhygiene nachzugehen. Du putzt dir deine Zähne, wäschst dein Gesicht und kämmst die Haare.

Interessanterweise kannst du diese feinmotorischen Bewegungen des Arms und der Schulter problemlos ausführen. Nachdem du nun fertig bist, bereitest du deine Tasche vor und ziehst dir deine Schuhe an. So einfach offenbaren sich weitere Funktionen deiner Schulter, nämlich die **gezielte Feinmotorik** und **Koordination**.

Eine wesentliche Funktion deiner Schulter fehlt noch – die **Schutzfunktion:** Du bist etwas in Eile, möchtest schnell das Haus verlassen und stößt aus Versehen beim Hinauslaufen mit der Schulter am Türrahmen an. Zum Glück ist nichts passiert! Deine Schultermuskulatur hat deinen Oberarm vor dem Auskugeln durch den Stoß am Türrahmen geschützt.

Kontrolle, Koordination, Kraft

Die Funktionalität deines Schultergelenks hängt bei Weitem nicht nur mit der Beweglichkeit zusammen (Diercks et al. 2014, Cools et al. 2015). Genauso relevant dafür sind folgende Komponenten:

- **Bewegungskontrolle**, d. h. die Ansteuerungs- und Ausführungsqualität einer Bewegung (Wang et al. 2017)
- **Koordination**, d. h. die Abstimmung und Zuordnung unterschiedlicher körperlicher Prozesse, z. B. Reaktion, Balance, Orientierung (Ager et al. 2019, Hawkes et al. 2019)
- **Kraft**, d. h. die Überwindung von Widerständen in alle möglichen Bewegungsrichtungen sowie die Fähigkeit zur Stabilisation deiner Schulter durch deine Schultermuskulatur (Cools et al. 2015)

Diese Elemente zusammen ermöglichen dir die Funktionalität und damit auch die Belastbarkeit deiner Schulter. Egal ob im Alltag, Beruf oder im Sport, die Belastbarkeit deiner Schulter ist essenziell. Die feine Abstimmung der unterschiedlichen Muskelsysteme wird durch ihre Komplexität ersichtlich. So gibt es die eher kleine und gelenknahe Muskulatur, die das Glenohumeralgelenk eng umschließt, um deine Schulter zu stabilisieren und den Oberarmkopf mittig in der Gelenkpfanne zu halten. Außerdem rotieren diese Muskeln bei Anspannung deinen Arm nach innen und außen oder spreizen ihn seitlich ab. Zusammengefasst wird diese Muskelgruppe auch als Rotatorenmanschette genannt.

Neben der Rotatorenmanschette gibt es weitere wichtige Muskeln des Schultergelenks, die für die Kraftentwicklung und die weitläufigen Armbewegungen verantwortlich sind [Abb. 5, S. 28/29]:

- Deltamuskel (M. deltoideus)
- Hakenarmmuskel (M. coracobrachialis)
- Armbeugemuskel (M. biceps brachii)
- Armstreckermuskel (M. triceps brachii)
- Anteile der Rückenmuskulatur (M. trapezius, M. latissimus dorsi, Mm. rhomboidei)
- Brustmuskulatur (Mm. pectoralis minor und major, M. serratus anterior)

Für große und kraftaufwendige Bewegungen des Arms, wie z. B. das Heben und Heranziehen eines vollen Wäschekorbs an den Körper, sind entsprechend große Muskeln notwendig. Der M. biceps brachii, der M. deltoideus sowie der M. coracobrachialis sind hierfür entscheidend. Für die Kraftentwicklung beim Abstützen, wie z. B. beim Liegestütz, sind der M. deltoideus, der M. triceps brachii, aber auch die Brustmuskeln Mm. pectoralis major und minor gefragt.

Wichtig ist das Zusammenspiel von Beweglichkeit, Bewegungskontrolle, Koordination, Kraft und Ausdauer – und zwar schon für viele banale Alltagstätigkeiten. So benötigst du z. B. beim Einkaufen nicht nur Beweglichkeit, um den Joghurtbecher aus dem obersten Regalfach zu greifen, sondern auch Koordination, um ihn gezielt zu fassen und keine anderen Produkte umzustoßen. Außerdem brauchst du Bewegungskontrolle, damit du beispielsweise eine Getränkekiste gezielt heben kannst, und natürlich Kraft. Wenn du nun deine Einkaufstasche den gesamten Weg nach Hause tragen musst, benötigst du zudem noch Ausdauer.

Um deine Schulterbeschwerden therapieren zu können, hilft dir zu Beginn eine Analyse deiner Schwächen. Diese wird dir helfen, deine Chancen zu erkennen und gleichzeitig deine Sorgen und Ängste bei der Belastung deiner Schulter zu reduzieren. Wir nennen dies „Selbsteinschätzung".

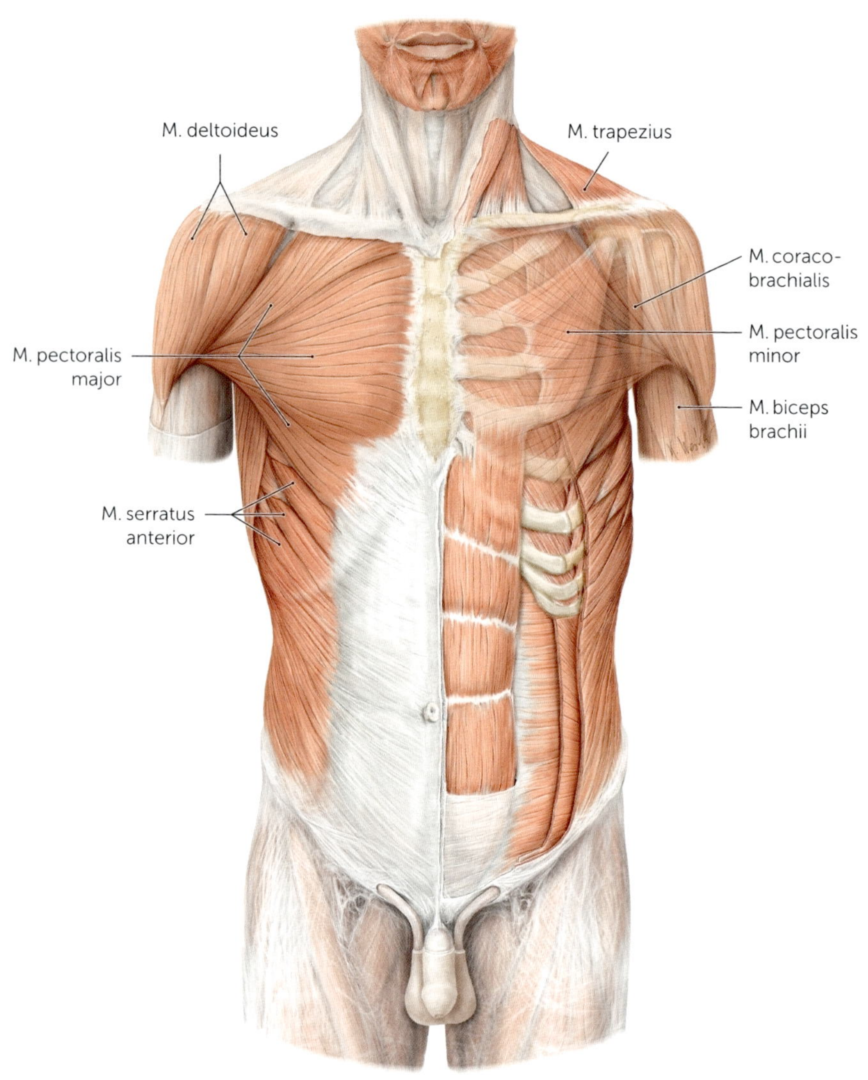

Abb. 5 Die Muskulatur des Schultergürtels erlaubt die dreidimensionale Bewegung des Oberarms und führt das Schulterblatt auf dem Thorax.

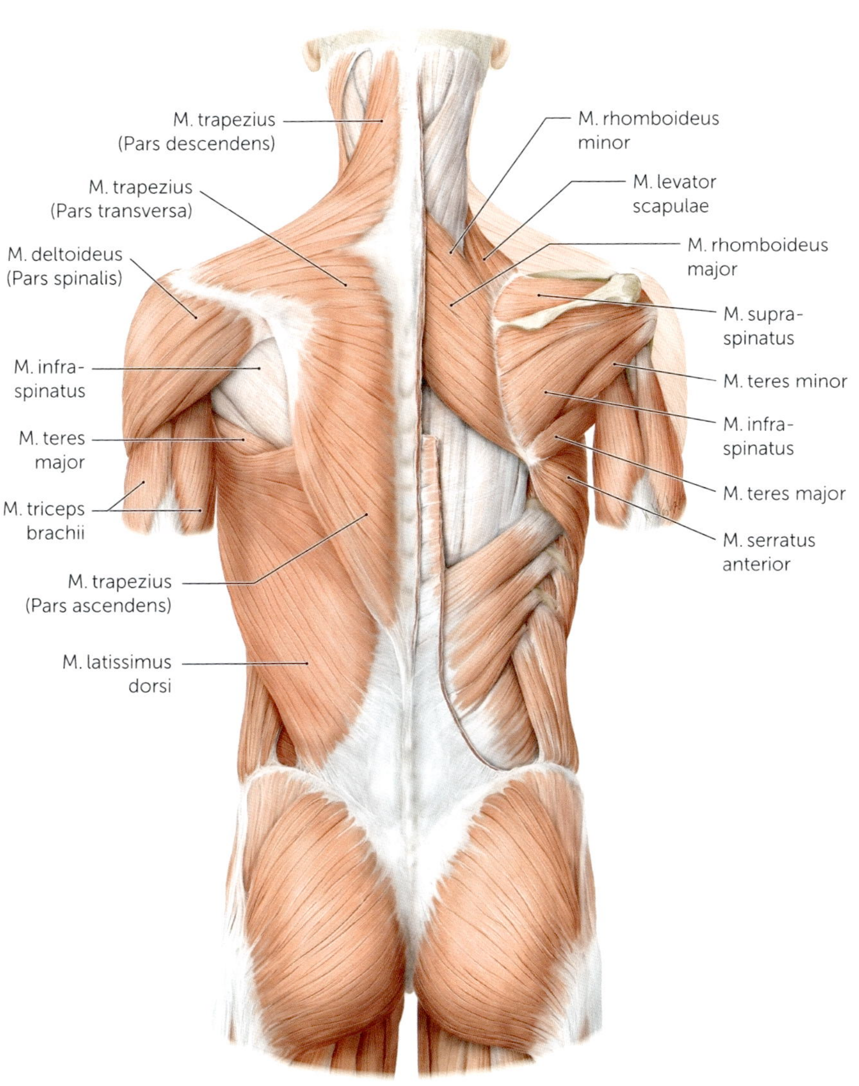

M. trapezius
(Pars descendens)
M. trapezius
(Pars transversa)
M. deltoideus
(Pars spinalis)
M. infra-
spinatus
M. teres
major
M. triceps
brachii
M. trapezius
(Pars ascendens)
M. latissimus
dorsi
M. rhomboideus
minor
M. levator
scapulae
M. rhomboideus
major
M. supra-
spinatus
M. teres minor
M. infra-
spinatus
M. teres major
M. serratus
anterior

Schmerz

Schmerz ist immer eine subjektive Erfahrung, die in unterschiedlichem Maße von biologischen, psychologischen und sozialen Faktoren beeinflusst wird – so auch der Schulterschmerz. Deine Erfahrung mit schmerzhaften Ereignissen lehren dich, mit Schmerz umzugehen, doch dieses „Verarbeiten" kann fehlgeleitet sein. Daher ist es wichtig, dass deine Aussagen bezüglich deiner Schmerzen von Fachleuten (z. B. Ärzten, Physiotherapeuten) vor allem respektiert und nicht ignoriert werden. Genauso notwendig dabei ist, dass du selbst Möglichkeiten hast, dich zu analysieren – in dich hineinzuhören und definieren zu können, wie du fühlst. Wenn Schmerzen nicht respektiert und therapiert werden, können die Belastbarkeit im Alltag und die Lebensqualität darunter leiden. Du selbst musst die Herkunft und die Entwicklung deines Schulterschmerzes zunächst verstehen, damit du ihn anschließend effektiv und langfristig therapieren kannst (Treede 2018).

Schmerzeinteilung

Schmerzen können unterschiedlich lang andauern. Warum Schmerzen nicht immer derselben Dauer entsprechen, liegt an den verschiedenen Auslösern und den Schmerzverarbeitungsprozessen des Nervensystems.

Unser Körper kann über bestimmte Rezeptoren verschiedene Reize wahrnehmen, z. B. Temperatur, Druck oder Säure. Diese Rezeptoren werden unter dem Begriff der Nozizeptoren zusammengefasst. Der Nozizeptor für Temperatur wird z. B. bei starken Hitzereizen über 45 °C aktiviert und sendet das Signal an das Rückenmark.

Hier beginnt der komplexe Weg des Signals „Hitze!". Es wird zunächst zu anderen Rückenmarkszellen und von diesen weiter zum Gehirn geleitet. Im Gehirn wird das Signal von den zuständigen Zentren verarbeitet. Bei der Schmerzverarbeitung sind eine Vielzahl unterschiedlicher Areale beteiligt. Wichtig ist, dass erst jetzt – im Gehirn – die Empfindung „Schmerz" entsteht. Das bedeutet, dass es im Gegensatz zum Irrglauben vieler Betroffener keine Rezeptoren gibt, die Schmerz aufnehmen. Stattdessen werden Reize in Form von Temperatur, Druck oder Chemie von den jeweiligen Nozizeptoren erfasst und dann in deinem Gehirn als Schmerz interpretiert. Klingt komisch? Es stimmt aber! Nicht die Nozizeptoren, sondern das Gehirn entscheidet darüber, ob und wann Schmerzen auftreten. Das hat zur Folge, dass ein starkes Signal der Nozizeptoren zu Schmerzen führen kann – aber nicht muss. Zur Verdeutlichung: Wenn wir hinfallen und uns das Knie aufschürfen, dann melden unsere Nozizeptoren den Schaden ans Gehirn. Je nachdem, wie stark wir verletzt sind, ist das Signal der Nozizeptoren stärker oder schwächer. Doch jetzt kommt die Krux: Das Gehirn hat viele Möglichkeiten, steuernd einzugreifen, z. B. kann es vorübergehend die „Sensibilität" der Rückenmarkszellen erhöhen und damit die Weiterleitung von Nozizeptorensignalen fördern. Dadurch können kleinere Signale verstärkt und im Gehirn als sehr bedrohliche Signale interpretiert werden. Hatten wir einen schlechten Tag und sind auf dem Weg nach Hause mit der neuen Jeans hingefallen, kann es sein, dass unser Gehirn den Sturz als weitaus bedrohlicher und schmerzhafter einstuft, als er eigentlich ist. Das Gehirn kann die Sensibilität der Rückenmarkszellen aber auch vorübergehend hemmen, sodass wir die Verletzung gar nicht wahrnehmen und unser Knie schmerzfrei bleibt. Man schaue sich Kinder an, die gerade spielen und dabei völlig vergessen, dass sie hingefallen sind. Das Gehirn behält also stets die Kontrolle. Im ungünstigsten Fall kann das

Gehirn aber auch selbst dazu beitragen, dass Schmerzen entstehen und bestehen bleiben – und zwar unabhängig davon, ob die Nozizeptoren aktiv sind oder nicht.

Um die Komplexität der chronischen Schmerzen besser nachzuvollziehen, kannst du dir dein Nervensystem wie eine Computersoftware vorstellen, die auch von einem Virus befallen werden könnte. Bei einem Virusbefall würde das Signal nicht normal verarbeitet werden, sondern ständig zu einer Fehlermeldung führen und Schmerzen auslösen.

Dein Nervensystem schützt sich im Regelfall vor dem Virus. Wenn du völlig gesund bist, reagiert dein Nervensystem nur auf starke Nozizeptorensignale, sodass dein Gehirn nur dann Schmerzen meldet, wenn tatsächlich eine Gewebeschädigung vorliegt. In diesem Fall kannst du deinem Schmerz immer einen Auslöser zuordnen, z. B. verspürst du Schmerzen nach einer Hautverbrennung oder beim Tragen eines zu schweren Gegenstands mit anschließender Muskelüberlastung. Sobald die Haut bzw. die Muskulatur sich regeneriert, verschwinden auch die Schmerzen.

Doch was passiert, wenn du nicht völlig gesund und entspannt bist? Je stärker dein Nervensystem (Gehirn und Rückenmarkszellen) durch weitere Reize wie z. B. Angst, Wut oder Nervosität beeinflusst ist und je länger die Schmerzen andauern, desto schlechter kann sich dein Nervensystem, also deine körpereigene Computersoftware, vor dem Virus schützen. Einmal mit dem Virus angesteckt, reagieren die Rückenmarkszellen und das Gehirn sensibler, sodass eigentlich harmlose Reize fehlerhaft verarbeitet werden und irrtümlicherweise Schmerzen auslösen. Das heißt nicht, dass die Schmerzen eingebildet sind, sondern dass das Nervensystem „zu empfindlich" reagiert.

Durch die Sensibilisierung können Schmerzen entstehen, obwohl keine Gewebeschädigung vorliegt. Verstärkt wird die Dauer der Schmerzen durch unangenehme Reize wie z. B. Stress. Besteht der Schmerz über einen längeren Zeitraum, kann er sich zu allem

Überfluss im Gehirn festsetzen. Man spricht in diesem Zusammenhang auch vom Schmerzgedächtnis – das Virus bringt dem Gehirn im übertragenen Sinne bei, den Schmerz zu speichern. Je länger der Schmerz also bestehen bleibt, desto weniger lässt er sich auf einen Auslöser, wie z. B. das Tragen eines zu schweren Gegenstands, zurückführen. Dein Nervensystem wird überlastet und letztlich bekommst du ein Schmerzproblem, das unabhängig von einer Verletzung oder Erkrankung existiert (King 2007).

Eigentlich hat Schmerz die Funktion, dich vor Verletzungen zu schützen. Wenn wir beispielsweise bei einer Tageswanderung bemerken, dass unsere Füße schmerzen, dann ist die natürliche Reaktion darauf, die Tageswanderung zu beenden und zurück zum Parkplatz anstatt zum nächsten Etappenziel zu gehen. Unsere Füße waren womöglich schon erschöpft und ein Muskel gereizt. Durch das vorzeitige Beenden der Tageswanderung konnten wir eine schlimmere Verletzung verhindern. Tritt der Schmerz allerdings auf, obwohl keine Verletzung vorliegt, wie es beim chronischen Schmerz der Fall ist, dann erfüllt der Schmerz auch keine Schutzfunktion mehr. Beim chronischen Schmerz ist dieses Phänomen sehr gut bekannt – hier steht als Auslöser nicht eine Verletzung des Körpers, sondern das überlastete Nervensystem im Mittelpunkt. Ganz gleich, ob es sich beim Auslöser des Schmerzes um eine Verletzung oder eine Überbelastung des Nervensystems handelt – in beiden Fällen ist der Schmerz real und kann uns im Alltag einschränken und zu einer Last werden.

Typischerweise werden Schmerzen je nach Dauer und Bezug zu einem Auslöser eingeteilt:

- → Schmerz als Schutz- und Warnfunktion = akuter Schmerz
- → Schmerz als Warnfunktion bei körperlicher Überlastung oder gemäß einer Wundheilungsphase = subakuter Schmerz
- → Schmerz als Reaktion auf ein überlastetes Nervensystem = chronischer Schmerz

Akuter Schmerz

Die Schutz- und Warnfunktion entspricht der akuten Form des Schmerzes und beläuft sich auf einen Zeitraum von ungefähr 10 Tagen. Aufgrund von intensiven und meist plötzlichen Ereignissen, die auf den Körper einwirken, verursachen diese Reize das Empfinden von Stechen, Brennen oder dumpfem Ziehen [Abb. 6]. Sobald allerdings der Bezug dieser Empfindungen (Schmerzen) zum auslösenden Ereignis verloren geht, spricht man nicht mehr vom akuten Schmerz (King 2007, Treede 2018).

Bei akutem Schmerz liegt eine körperliche Verletzung vor. Die Schmerzintensität bei akutem Schmerz hängt in der Regel mit dem Ausmaß der Verletzung zusammen – je größer die Verletzung ist, desto stärker ist auch der Schmerz. Klassisches Beispiel für akuten Schmerz ist der Muskelkater oder der Finger auf der heißen Herdplatte. Ist das Training zu intensiv gewesen, lagert sich Laktat (Säure) im Muskel an und der Muskel wird gereizt, sodass kleinste Läsionen in der Muskelstruktur entstehen. Daraufhin entwickelt sich in den nächsten Stunden eine Entzündung, die sich nach ungefähr einem Tag als schmerzhafter Muskelkater bemerkbar macht (Mense 2000). Ähnlich verhält es sich beim Kontakt mit der heißen Herdplatte. Hierbei entsteht das Gefühl von Schmerz durch eine Überlastung

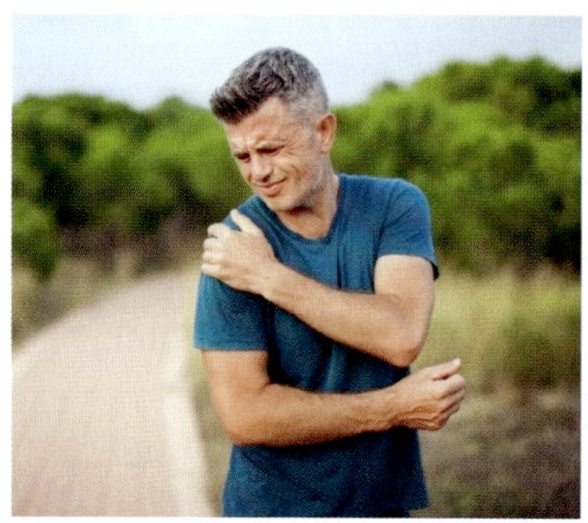

Abb. 6 Der ziehende Schmerz im seitlichen Schulterbereich nach intensiven oder langandauernden Belastungen, wie z. B. Wurf- und Schlagsportarten, Arbeit am PC, ist ein bekanntes Beispiel für eine akute Schmerzerfahrung.

deiner „Thermorezeptoren". Der Schaden, der durch die Hautverbrennung entstand, ist der Auslöser deiner unmittelbar auftretenden Schmerzen. Das Gewebe durchläuft anschließend ebenfalls die Entzündungsphase und wird deshalb in den nachfolgenden Tagen sehr sensibel. Durch den Entzündungsprozess lösen auch leichte Reize, wie z. B. das Streichen über die Wunde, Schmerzen aus. Der Schmerz erfüllt in beiden Fällen eine Schutzfunktion, indem er dich davon abhält, den Muskel bzw. die Haut weiter zu belasten. Der Bezug zum Auslöser ist bei akutem Schmerz stets gegeben: Klingt die Entzündung nach wenigen Tagen ab und ist der Muskel bzw. die Haut regeneriert, dann verblasst auch der Schmerz. Erst nach Abklingen der Entzündung ist auch der Schmerz vorbei.

Beispiel

Muskuläre Überlastung kann zu Schmerzen führen, die für einige Tage bestehen bleiben. Allerdings ist nicht immer eine „harte" Trainingseinheit im Fitnessstudio der Grund für eine muskuläre Überlastung. Auch Alltagsbelastungen wie z. B. die typische Körperhaltung am Schreibtisch oder das wiederholte Anheben des Arms beim Putzen können diese hervorrufen: Du bist seit Stunden mit dem Frühjahrsputz beschäftigt. Sowohl beim Heben und Umräumen von Gegenständen, beim Wischen als auch beim Fensterputzen ist deine Schultermuskulatur belastet, denn sie hebt über Stunden hinweg deinen Arm und die zusätzlichen Lasten an. Erschöpft räumst du die letzten Sachen ein und freust dich, alle Aufgaben erledigt zu haben und endlich schlafen zu können. Doch am nächsten Morgen wachst du mit einer steifen Schulter und stechenden Oberarmschmerzen auf. Der mögliche Schaden, der durch die Überlastung der Muskulatur entstand, ist der Auslöser deiner Schmerzen, die für einige Tage bestehen bleiben, bis sich der Muskel regeneriert hat. Der Grund für den Fortbestand der Schmerzen ist, dass das Gewebe nach einer langanhaltenden Anspannung die Entzündungsphase durchläuft und sehr sensibel wird. Während dieser Zeit lösen sogar leichte und eigentlich harmlose Reize, wie z. B. eine kleine Bewegung, Schmerzen aus. Solange die Entzündung nicht abgeheilt ist, stellt sie weiterhin den Auslöser für die Schmerzen dar.

Betrifft dich ein akuter Schulterschmerz? Dann findest du Lösungen im Praxisteil „Das Schmerzprogramm" [➦S. 81].

Subakuter Schmerz

Nicht akut, aber auch nicht langanhaltend (chronisch) ist dein Schmerz in der subakuten Phase. Dieser subakute Schmerz kann bis zu 12 Wochen anhalten, wenn er durch eine körperliche Schädigung oder Überlastung entstanden ist. Beispiele hierfür wären Schäden durch Verletzungen, wie Knochenbrüche, Bänder- oder Muskelfaserrisse, die eine längere Zeitspanne für die Wundheilung benötigen. Die Geschwindigkeit der Wundheilung hängt mit der Durchblutung des verletzten Gewebes zusammen – je schlechter es durchblutet ist, wie z. B. Knorpelgewebe, desto langsamer ist die Wundheilung. Solange die Wundheilung nicht abgeschlossen ist, reklamiert das Gehirn mit Schmerz.

Überlastungsreaktionen des Weichteilgewebes (Muskeln, Sehnen oder Bänder) wie z. B. ein Muskelfaserriss verlaufen typischerweise im Zeitrahmen des subakuten Schmerzes (King 2007). So können sich subakute Schulterschmerzen infolge eines Sturzes auf den Arm durch Verletzungen am Bandapparat und der Muskulatur entwickeln. Durch einen Aufprall werden die Gelenkpartner ruckartig beschleunigt, wodurch die Bänder und Muskulatur großem Stress ausgesetzt sind und verletzt werden können. Obgleich diese Verletzungen oftmals von außen nicht erkennbar sind, weist das Weichteilgewebe leichtere Verletzungen wie z. B. Zerrungen oder Einrisse auf und Schmerzen sind eine häufige Folge. Der Grund der Schmerzen ist, dass die verletzten Bänder und Muskeln im Rahmen der Wundheilung den Entzündungsprozess durchlaufen. Aufgrund der längeren Heilungsdauer eines Bänder- und Muskelrisses oder einer Zerrung bestehen die Schulterbeschwerden meist über Wochen fort und fallen damit in den subakuten Bereich. Auch hier soll der Schmerz dich davon abhalten, das noch nicht vollständig verheilte Gewebe in den ersten Wochen zu stark zu belasten, und dich letztlich vor neuen Verletzungen schützen. Dadurch kann das Gewebe störungsfrei verheilen und langfristig seine ursprüngliche Belastbarkeit wiedererlangen (Carrol et al. 2008). Demnach ist auch der subakute Schmerz auf eine körperliche Verletzung zurückzuführen. Nun gilt an dieser Stelle: Sobald die Heilung abgeschlossen ist, muss auch der Schmerz stoppen. Ein besseres Verständnis hierfür liefern die Wundheilungsphasen [➦ vgl. „Die Heilungsphasen – ein ‚Naturgesetz'" S. 50].

Geht der Bezug zwischen der Verletzung und dem Schmerz verloren, dann handelt es sich nicht mehr um subakuten, sondern um chronischen Schmerz.

Kannst du deinen Schmerz einem Verletzungsereignis zuordnen, z. B. einem Sturz, Unfall oder einer muskulären Überbelastung durch zu schweres Heben oder Überkopfarbeiten, ist es empfehlenswert, die schmerzhaften Auslöser zu vermeiden. Dadurch verhinderst du, dass sich der Schmerz in deinem Gehirn festsetzt. Allerdings ist es notwendig und für die Heilung förderlich, körperliche Aktivität nicht komplett zu vermeiden. Ruhige Alltagsaktivitäten wie Spazierengehen oder leichter Sport können die Durchblutung fördern und den Heilungsprozess unterstützen.

Der Übergang zwischen subakutem und chronischem Schmerz ist fließend. Sobald sich ein Dauerschmerz einstellt oder du bemerkst, dass sich dein Verhalten verändert und du z. B. aus Angst jegliche Bewegung vermeidest, gilt es, durch gezielte körperliche Aktivität und Verhaltensstrategien der möglichen Chronifizierung entgegenzuwirken!

⊘ Beispiel

Stell dir vor, du bist gestürzt und hast dich mit deinen Armen abstützen und noch Schlimmeres verhindern können. Beim Sturz wurde jedoch deine Schultermuskulatur überlastet, da sie beim Abstützen gewaltigen Kräften entgegenwirken und den Oberarmkopf in der Gelenkpfanne halten musste. Nun hast du Schulterschmerzen und Angst, du hättest dir dein Gelenk verletzt. Du verhältst dich also vollkommen ruhig und vermeidest jede Belastung. Doch in Wirklichkeit geht es deinen Bändern, Sehnen und deinen Knochen gut, lediglich deine Muskeln wurden überfordert. Dieser Prozess entspricht sogar einer völlig intakten Gesundheit. Deine Muskeln „müssen" so reagieren, wenn sie überlastet werden! Du bist deshalb nicht in Gefahr. Wenn du jetzt aber jeglicher Bewegung und körperlicher Belastung aus dem Weg gehst, vermittelst du deinem Gehirn Vermeidungsstrategien. Das bedeutet, du gibst deine Fähigkeit auf, dich zu belasten [➦„Angst vor Belastung" S. 43]. Du befürchtest, eine ernsthafte und gefährliche Schädigung zu riskieren, wenn du dich belastest, wie beispielsweise deine Arme über den Kopf anzuheben. Der Befehl deines Gehirns lautet also: „Nicht bewegen!" Die Begründung des Gehirns für diesen Befehl wird dir vermittelt als Gefahr: „Das wird dir wehtun und dann bist du schlimm verletzt!" In Wirklichkeit aber bist du gesund. Dein Gehirn hat nur „falsche" Impulse aufgenommen wie eine vom Virus befallene Software und reagiert jetzt fehlerhaft auf Reize und Befehle von außen [➦ vgl. S. 32]. Erkennst du dich wieder? Keine Sorge! Du findest effektive Lösungen zur Bekämpfung deines Schmerzes im Praxisteil „Das Verhaltensprogramm" [➦ S. 123].

Chronischer, langanhaltender Schmerz

Wenn dein Schulterschmerz über mehreren Wochen bis zu einem nicht begrenzbaren Zeitraum anhält, wird er als chronisch oder langanhaltend bezeichnet. Diese Art des Schmerzsyndroms ist die komplexeste Form (King 2007). Dauerhafte Schmerzen entstehen dann, wenn der Schmerz nicht mehr als plausibles Warnsignal für eine Schädigung oder Erkrankung dient. Der Auslöser steht also nicht mehr im Zusammenhang mit dem Reiz, z. B. Tragen zu schwerer Gegenstände oder der Schnitt in den Finger beim Kochen. Du denkst dir jetzt vielleicht: „Wie soll ich das verstehen, ich habe Schmerzen, aber keine Verletzung?" Das stimmt! Das chronische Schmerzsyndrom ist eine eigenständige Problematik, die eben nicht mehr auf den Auslöser des Schmerzes zurückgeführt werden kann. Dieser ist seit Langem vorbei. Nicht der Reiz von außen (z. B. die heiße Herdplatte) ist hierbei das Problem, sondern vielmehr dein Nervensystem. Dabei überlasten die Rezeptoren (Nozizeptoren). Darauf folgten zum einen die stärkere Schmerzwahrnehmung und zum anderen deren Fehldeutung im Gehirn. Jetzt wird es richtig „abgefahren": In deinem Gehirn befindet sich ein Bewertungszentrum, dass deine Emotionen verarbeitet. In der Medizin wird dieses Zentrum **Amygdala** genannt. Die Amygdala kann durch überschießende Reizinformationen eines überlasteten Nervensystems ebenfalls fehlgesteuert werden. Wenn die Amygdala gereizt wird, empfindest du die Vorstellungen an Belastungen viel sensibler und ängstlicher. So entsteht die bei Schulterschmerzen häufig anzutreffende Belastungsangst, die einen maßgeblichen Teil des chronischen Schmerzsyndroms ausmacht [👁 Abb. 7, S. 40].

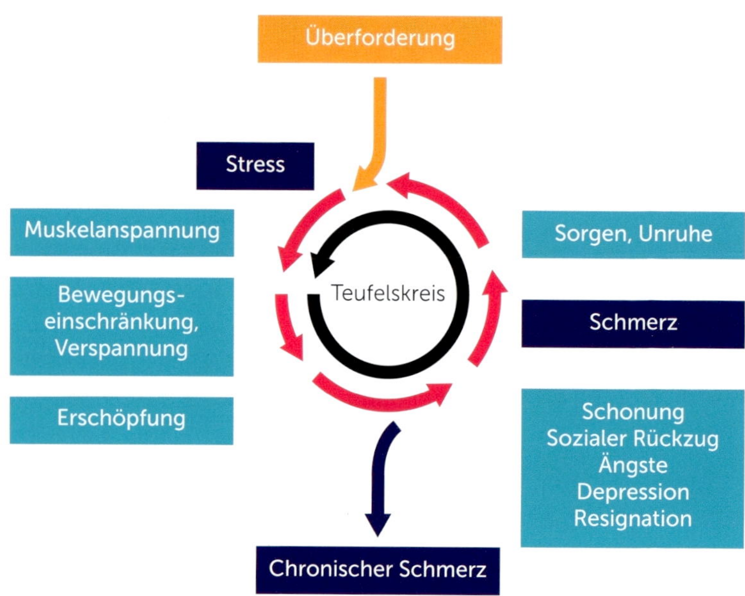

Abb. 7 Chronischer Schmerz kann nicht mehr auf einen akuten Auslöser zurückgeführt werden. Er ist aufgrund eines überlasteten Nervensystems entstanden und beharrt als Teufelskreis.

Beispiel

Du bist seit langer Zeit einer hohen, allgemeinen Belastung ausgesetzt. Diese entstand aus deiner beruflichen Situation, die dich stark fordert, weil du ein hohes und vielleicht monotones Arbeitspensum ableisten musst. Du bist mental erschöpft, müde und suchst eigentlich eine Veränderung. Zusätzlich bist du verpflichtet, für deine Familie zu sorgen. Deine Kinder und dein Partner sehen dich als Stütze, der sie unentwegt eigene Anliegen und Probleme anvertrauen können. Du merkst, dass dir dein Ausgleich fehlt. Seit Monaten hast du dich nicht mehr unbekümmert entspannen können. Durchgeschlafen hast du ebenfalls seit Wochen nicht.

Über einige Wochen hinweg empfindest du unentwegt Schulterschmerzen. Du gingst in deiner Mittagspause zum Arzt, später zum Physiotherapeuten – die Beschwerden nahmen kurzzeitig ab, aber nicht vollständig. Du machst dir Sorgen und denkst dir, du bist vielleicht gefährlich krank oder verletzt. Weitere Wochen vergehen. Der Stress und die Aufgaben, die du alle glaubst, bewältigen zu müssen, werden nicht weniger – im Gegenteil. Deine sportlichen Aktivitäten sind auf null gesunken. Mal abgesehen davon, dass du gar keine Zeit zu haben glaubst, kannst du gar keinen Sport machen, weil deine Schulterschmerzen dich ständig plagen. Falls du dich wiederfindest, vertraue uns und finde Lösungen für deine Beschwerden in den Kapiteln „Schmerz und Verhalten" [S. 55] und „Das Verhaltensprogramm" [S. 123].

Schmerz ist lernbar

Wer kennt es nicht? Du sitzt im Büro bei der Arbeit, ständig klingelt das Telefon, von dir werden jetzt auch noch Überstunden verlangt. Alles kein Problem, du schaffst bisher alles und hältst super durch (King 2007)! Doch nach einiger Zeit weißt du nicht mehr, wie du die ständig neu eintreffenden Aufgaben umsetzen sollst und kommst erschöpft nach Hause. Noch bevor du jetzt die Zeit für dich nutzen und vielleicht deinem wöchentlichen Sportprogramm nachgehen kannst, melden sich die häuslichen Pflichten. Dein Nervensystem läutet Alarm! Deine Rezeptoren sind überlastet, die vielen und unterschiedlichen Reize aus deiner Umgebung aufzunehmen, weiterzuleiten und im Gehirn zu verarbeiten. Das Verarbeitungszentrum für Emotionen in deinem Gehirn, die Amygdala, ist aufgrund der Vielzahl an einströmenden Informationen durch den intensiven Alltag ebenfalls überlastet. Dementsprechend zeigen sich die Reaktionen. Du entwickelst Stress! Dein Nervensystem reagiert mit einer konstanten Anspannung deiner Muskulatur und du wirst zunehmend gereizter und reagierst sensibler. Eine Lösung rückt in weite Ferne, um die auf dich eintreffenden Reize zu verarbeiten und zu regenerieren. Am nächsten Tag im Büro klingelt wieder das Telefon, während du mit drei weiteren, zu erledigenden Aufgaben beauftragt wurdest. Die Folge: Dein Nervensystem arbeitet mittlerweile so empfindlich, dass deine Amygdala das Läuten des Telefons als Problem kennzeichnet und du emotional geladen reagierst. Auf dem anschließenden Nachhauseweg mit dem Auto verspürst du beim Steuern des Lenkrads ziehenden Schmerz im seitlichen Bereich deiner Schulter. Du bekommst Angst. Zwanghaft versuchst du abzuschalten und beginnst deinen Alltag am nächsten Morgen von Neuem, nachdem du erneut schlecht geschlafen hast. Du denkst dir: „Heute darf ich mich nicht mehr körperlich anstrengen, sonst ist bald meine Schulter kaputt und ich brauche unbedingt einen Arzttermin!" Nun stellt man sich diese Situation über einen Zeitraum von Monaten, gar Jahren vor. Das Ergebnis: Das Nervensystem, die Software des Körpers, wird mehr und mehr überlastet. Irgendwann bleibt es nicht mehr bei einer einmaligen Überreaktion aufgrund eines nervenden Reizes wie dem des Telefonklingelns, sondern die Beschwerden zeigen sich im Sinne einer ständig anhaltenden Schmerzempfindung (May et al. 2018). Dein Nervensystem und dein Gehirn lernen, den Schmerz zu speichern. Dabei sind dann lange nicht mehr das schwere Heben und die kurze, muskuläre Überlastungsreaktion die Ursache, sondern dein Schmerz an sich wird zum Problem und zwar unabhängig – es gibt keinen körperlichen Auslöser mehr dafür. Der Kern deines Schmerzsyndroms liegt in deinem Nervensystem und in deinem Gehirn. Aber auch für diese Situation gibt es Lösungen [➦ „Das Verhaltensprogramm" S. 123]. Die beste Lösung allerdings ist immer, solche Situationen gar nicht erst entstehen zu lassen.

Angst vor Belastung

Eine langsame und kontinuierliche Überlastung deines Nervensystems führt zu einer Verarbeitungsstörung. Deine körperlichen Reaktionen, deine Empfindung und Verarbeitung von Reizen verlaufen dadurch fehlerhaft [➦ vgl. S. 32]. Gerade das Schultergelenk ist in deinem Alltag, z. B. durch das Arbeiten mit der PC-Maus, beim Auto- oder Radfahren oder beim Tragen von Gegenständen, nahezu ständig beansprucht. Jedes Mal, wenn du etwas hebst, dich abstützt oder handwerklich arbeitest, ist dein Schultergelenk maßgeblich involviert. Darum, so wirst du dir denken, stellt deine Schulter auch einen Brennpunkt für Schmerzreaktionen durch Überbeanspruchung dar. Was du aber nicht vergessen darfst ist, dass dein Schultergelenk grundsätzlich viel leistungsfähiger ist, als du dir manchmal vorstellst. Gerade wenn es schmerzt, fällt dies zu glauben oft schwer. Das ist genau der Zündstoff für einen Teil deiner Belastungsangst.

Verstärkt werden solche Prozesse durch Erfahrungen. Deine negativen Erfahrungen summieren sich und werden von deinem Gehirn verarbeitet [➦ „Chronischer, langanhaltender Schmerz" S. 39]. Das Steuerungszentrum für Emotionen (Amygdala) veranlasst nun Reaktionen aufgrund deiner Wahrnehmung. Du empfindest Angst. Diese entsteht genau dann, wenn du vor einer Belastung stehst, die mit deinen negativen Erfahrungen zusammenhängt. Hinzu kommen negative Vorahnungen, die dein Nervensystem ebenfalls sensibilisieren und reizbarer machen. Wenn du dir vorstellst, eine bestimmte Bewegung oder Funktion würde dir schaden, leitet deine Amygdala ebenfalls Sicherheitsmaßnahmen ein, die du in Form deiner Angst oder Befürchtungen wahrnimmst. Somit wirst du die Bewegungen, Funktionen oder Belastungen vermeiden.

Beispiel

Dein Arzt, dein Physiotherapeut und deine Freunde meinen, dass weitläufige Bewegungen, wie z. B. das Anheben des Arms über den Kopf, deiner Schulter schaden. Nachdem du sowieso schon über längere Zeit an Stress und Schulterschmerzen leidest, nimmst du die Äußerungen dieser Personen aus deinem Umfeld an. Das Resultat: Belastungsangst und ein vermindertes Selbstvertrauen in Bezug auf deine Fähigkeiten (Kraft, Koordination, Beweglichkeit).

Der hier angesprochene und ursächliche Stress, die negativen Erfahrungen, der mangelnde (sportliche) Ausgleich, die negative Vorahnung und vor allem die Angst vor körperlichen Schäden führen zum gleichen Ergebnis, denn sobald die Einflüsse das Nervensystem so zu reizen beginnen, dass sie dieses überlasten, wird das Nervensystem sensibilisiert. Eine solche Entwicklung sorgt für eine größere Schmerzwahrnehmung. Die Reize dafür können für jeden Menschen unterschiedlich sein. So reagierst du vielleicht mit einer gesunden Entspannung auf Musik einer bestimmten Art, während dein Freund diese als aufreibend und stressend empfindet. Der Genuss bzw. Stress durch das Anhören von Opernarien kann dafür als Beispiel dienen.

Warnzeichen

Schmerz ist ein Gefahrenzeichen – wenn er akut ist! Die Interpretation von Schmerz ist sehr komplex. Doch stark vereinfacht lässt sich die Frage, wann Schmerz Gefahr signalisiert, so beantworten: dann, wenn der Bezug zur Schädigung direkt nachweisbar ist. Dein Schmerz weist demnach nur in den ersten Momenten einer Schädigung auf eine Gefahr hin (Ossipov et al. 2010), z. B. nach einem Schnitt in den Finger beim Brotschneiden oder bei einer muskulären Überlastung nach dem Tragen eines schweren Gegenstands. Natürlich empfindest du manchmal auch dann Schmerzen, wenn der Auslöser schon vorbei ist. Die Schädigung, weswegen dein Schmerz als Zeichen für Gefahr einzustufen ist, kann allerdings länger bestehen. Wenn du z. B. einen Muskelfaserriss erlitten hast, wirst du bei entsprechender Muskelbelastung so lange Schmerz wahrnehmen, bis diese Verletzung geheilt ist [➦„Die Heilungsphasen – ein ‚Naturgesetz'" S. 50]. In diesem Fall ist es wichtig, den Schmerz als Zeichen, dass die Verletzung noch nicht vollständig abgeheilt ist, zu respektieren und Geduld zu haben.

Dabei ist dein Schmerz an sich nie gefährlich im Sinne von gefahrauslösend - es handelt sich beim (sub-)akuten Schmerz „lediglich" um eine individuelle Empfindung, die dich vor weiteren Verletzungen schützen soll. Bei chronischem Schmerz erfüllt Schmerz keine Warn- und Schutzfunktion, da das Gewebe nicht verletzt ist. Das zu bedenken und zu beachten ist sehr wichtig, weil es ansonsten ganz leicht zu den bereits beschriebenen, angstbedingten Einschränkungen kommt. Auch die Beschwerden, die vom Umgang mit den Schmerzen entstehen, sind von der Interpretation der Schmerzen abhängig.

Die Schädigung, auf welche dein Schmerz hinweist, kann gefährlich sein. Um dies besser deuten zu können, spricht man bei einer gefährlichen, körperlichen Schädigung, die durch Schmerz ersichtlich wird, von einer hohen Schmerzintensität. Diese ist z.B. mit der visuellen Analogskala (VAS) messbar, die eine Schmerzintensität zwischen 0–10 abbildet (Bijur et al. 2001). Je höher der Schmerz, desto wahrscheinlicher ist eine Gefahr, die damit in Verbindung steht. Daher stellt eine Zahl (Intensität) von Schmerz auf der VAS von mindestens 8 ein Gefahrenzeichen dar [➦VAS-Skala S. 71]. Dann musst du umgehend einen Arzt aufsuchen! Wenn dabei festgestellt wird, dass ein körperlicher Schaden vorliegt, hat der Schmerz als Warnung funktioniert (z. B. akute Nervenwurzelkompression = Bandscheibenvorfall).

Eine ärztliche Untersuchung ist dann notwendig, wenn folgende Gefahrenzeichen auf dein Schulterproblem zutreffen [Tab. 1].

Hinweis

Die Gefahrenzeichen sollen dir keine Sorgen oder Angst vor ernsthaften Erkrankungen oder Verletzungen bereiten, vielmehr soll dich die ärztliche Abklärung lediglich absichern.

Gefahrenzeichen	Nein	Ja
Schmerzen über VAS 8 (subjektive Schmerzintensität)		
Schmerzen nach einem Trauma, z. B. einem Sturz oder Unfall		
Neurologische Ausfälle (Gefühlsstörung in den Armen und Händen wie Taubheit, Kribbeln, Brennen oder ausstrahlende Schmerzen, Kraftverlust in den Armen oder Händen, z. B. beim Füllen einer Tasse oder beim Arbeiten mit der PC-Maus)		
Sichtbare und schmerzhafte anatomische Fehlstellungen (z. B. verlagerter Oberarmkopf, tastbare Delle über der leeren Gelenkpfanne)		
Schwindel oder Übelkeit		
Nächtlicher Schmerz, ungewollter Gewichtsverlust oder starke Schmerzen in Ruhe, ggf. Fieber oder Schüttelfrost		
Engegefühl im Brustkorb, Atemnot, Blässe und Kaltschweiß im Gesichtsbereich		
Entzündungszeichen im Schulterbereich (Kombination aus Schwellung, Rötung und Erwärmung der Haut)		

Tab. 1 Gefahrenzeichen, bei denen eine ärztliche Untersuchung notwendig ist. Wenn du eine dieser Fragen mit „Ja" beantwortest, musst du deinen Arzt aufsuchen und eine aufwendigere Untersuchung durchlaufen, wie z. B. Röntgen oder Computertomografie usw.

Reparaturmechanismen des Körpers

Wundheilung

Du fragst dich, wann eine Verletzung oder eine Schädigung des Körpergewebes (Knochen, Muskeln, Bänder, Sehnen, Nerven, Haut usw.) wieder vollständig „repariert" ist? Ganz einfach: Wenn die Wundheilungsphasen abgeschlossen sind! Hierbei handelt es sich um einen komplexen, biochemischen Prozess im Bereich des verletzten Gewebes (Gurtner et al. 2008).

Einige Wundheilungsphasen verlaufen immer nach demselben Muster, wie z. B. die akuten Reparationsprozesse. Dabei kommt es zu einer Verengung der Blutgefäße, die den Blutfluss stören und ihn hemmen. Die nachfolgende Freisetzung von Botenstoffen erwirken dann die klassischen Merkmale einer Verletzung (Wärme, Rötung, Schwellung und Schmerz). Dieser Prozess bezieht sich auf deine körperlichen Strukturen (z. B. Muskeln, Sehnen, Bänder).

Neurale Schmerzverarbeitung

Die Regeneration von Störungen deines Nervensystems dauert meistens weitaus länger. Im Grunde genommen kannst du dir vorstellen, dass die neuronale Schmerzverarbeitung der körperlichen Regeneration hinterherhinkt. Du verspürst also noch Schmerz, selbst wenn das Gewebe verheilt ist. Als Bild kannst du dir vorstellen, dass der Schmerz in deinem Nervensystem „hängen geblieben" ist wie ein nicht richtig ausgespültes Waschmittel in einem Wäschestück.

So bedarf es oft vieler Monate, bis es dir im Falle des chronischen Schulterschmerzes gelingt, deine Wahrnehmungs-, Interpretations- und Verarbeitungsfähigkeit von Reizen (Schmerz) zu normalisieren (Roy et al. 2017). Ein Beispiel ist das Normalisieren und Reduzieren der Angst vor Bewegungen, wie z. B. dem Heben schwerer Gegenstände oder dem Überkopfgreifen. Die „Reparation" des hier zugrundeliegenden Verhaltens oder eben des Umgangs mit Schmerz, Funktion und Belastung ist dann der entscheidende Lösungsweg [➦„Schmerz und Verhalten" S. 55].

Regeneration

Die Möglichkeiten, die Regeneration deiner Schulterbeschwerden zu beschleunigen, können unterschiedlich sein. Wichtig ist die richtige Zuordnung. So eignen sich beispielsweise lockere Aktivitäten, wie Nordic Walking, Stretching oder langsames Joggen zur Regeneration nach muskulären Überlastungen, wie sie z. B. der „Muskelkater" darstellt (Lewis et al. 2012). Regenerationsmaßnahmen aufgrund von Überlastungserscheinungen, die keinen der erwähnten Warnsignale entsprechen, sind sehr individuell zu betrachten. Zur bestmöglichen Vermeidung und Umgang mit Überlastungserscheinungen ist die Belastungs- und Entspannungsplanung unumgänglich. Du solltest z. B. im Falle einer Überlastungserscheinung wie dem „Muskelkater" so lange keine weiteren intensiven Belastungen durchführen, bis die Überlastung weitestgehend abgeklungen ist. Nur weil z. B. dein Bekannter gut auf Stretching reagiert, muss dies nicht bei dir der Fall sein (Lewis et al. 2012).

Allgemein kannst du davon ausgehen, dass je schwerer die Verletzung, also die Schädigung deines Körpers, ist und je eher ein Gefahrenzeichen auf dein Beschwerdebild zutrifft, desto komplexer ist die Regeneration zu erwarten. Dies bedeutet keinesfalls, dass du eine schwerwiegende Erkrankung oder dergleichen durchmachst, nur weil du besondere Anzeichen verspürst, wie z. B. Jucken, eine gewisse Steifigkeit oder auch Schmerz.

Hinweis

Um besser eine mögliche Schädigung deines Körpers einschätzen zu können, hilft es dir, an den oder die Auslöser deiner Symptome zu denken. Sind diese vorhanden, z. B. ein Unfall, ein Sturz, eine Quetschung? Wenn ein direkter Auslöser, wie ein Sturz auf den Arm, zu schweres Heben oder etwas Ähnliches, mit deinen

Schmerzen in Verbindung steht, leidest du an einer Strukturschädigung wie z. B. an einer Muskelüberlastung oder -zerrung. In diesem Fall wäre es sinnvoll, die betroffene Struktur auch regenerativ zu behandeln oder die entsprechende Überlastung wie einen Muskelkater einfach ausklingen zu lassen.

In unserer täglichen Praxis fällt uns auf, dass unsere Patienten oft nicht richtig einschätzen können, welche Regenerationsmechanismen für sie in ihrer jeweiligen Situation sinnvoll sind. Ein häufiges Beispiel ist dabei die allgemeine Überlastung. Diese entsteht nicht durch eine einmalige körperliche Überlastung, sondern durch die Erschöpfung des gesamten Organismus. Demnach eignen sich zur Therapie an dieser Stelle auch keine spezifischen Behandlungstechniken an der Muskulatur wie etwa Massagen. Nicht die Muskulatur ist überlastet, sondern das Nervensystem. So einfach und ernüchternd es nun klingen mag, aber hier zählt das Belastungsmanagement als der wichtigste Therapieansatz. So zeigt meistens allein die Verbesserung der Schlafsituation enorme Effekte. Der Schlaf und die Entspannung gehören zu den notwendigsten Maßnahmen im Rahmen der Regeneration und im Belastungsmanagement (Vyazovskiy 2015). Bei psychischen Überlastungen, wie sie z. B. durch Stress ausgelöst werden, sind entspannungsfördernde Methoden sehr effektiv [Abb. 8].

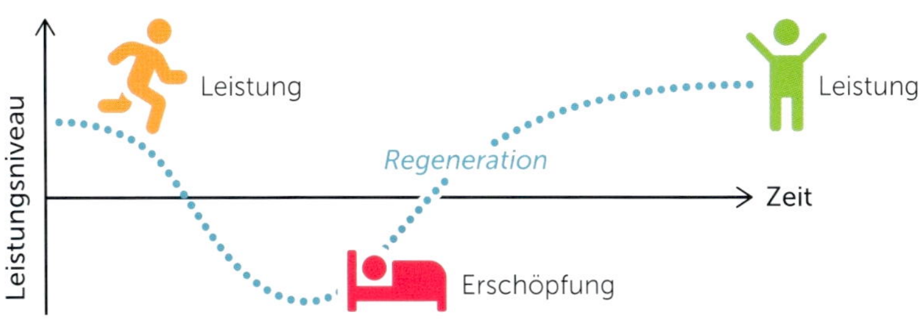

Abb. 8 Regeneration durch Entspannung und Pausen.

⚠ Beachte

Es ist zu erwarten, dass Wundheilungsphasen unterschiedlich lange dauern. Oftmals ist es keine rein körperliche Verletzung, die regenerieren muss. Häufig ist es so, dass deine Belastungssituation die Ursache der Beschwerden ist und diese einer gezielten Regeneration bedarf [➦ „Schmerz und Verhalten" S. 55].

Die Heilungsphasen – ein „Naturgesetz"

Die Heilungsphasen werden in drei große Abschnitte eingeteilt, die fließend ineinander übergehen. Ausgangspunkt ist die Schädigung eines Körperteils, welche dann in direktem Bezug zur Schmerzempfindung steht (Gurtner et al. 2008, Piotek & Toutenhahn 2006). Indirekt können länger andauernde Schmerzempfindungen und die dementsprechende Belastbarkeit auch mit den Heilungsphasen zusammenhängen. Erstere sind nicht „immer" einer Verarbeitungsstörung des Nervensystems zuzuordnen. So können sich Belastungen der Schulter noch Wochen oder Monate nach einer Strukturverletzung (z. B. Muskelüberlastung oder Sehnenriss) als Folge einer noch nicht abgeschlossenen Heilung ebenfalls als schmerzhaft erweisen. Hier gilt es, die Dauer der Heilungsphase und damit die benötigte Zeit für die Strukturregeneration zu respektieren.

Die drei Wundheilungsphasen sind:

1. **Ruhephase (Latenzphase)**: Sie erstreckt sich über einen Zeitraum bis zum vierten Tag nach dem schädigenden Ereignis (z. B. Unfall, Operation)
2. **Bildungsphase (Proliferationsphase)**: Sie beginnt ab dem vierten und verläuft bis zum 14. Tag nach dem auslösenden Ereignis

3. **Reparationsphase**: Sie beginnt etwa zwei Wochen nach dem auslösenden Ereignis und verläuft je nach geschädigtem Gewebetyp über einen Zeitraum von drei Wochen bis hin zu vielen Monaten

Wundheilungsphasen am Beispiel „Sehnenverletzung"

Doch was bedeuten Wundheilungsphasen konkret? Die Abb. 9 zeigt am Beispiel des „Sehnenrisses" den Wundheilungsverlauf.

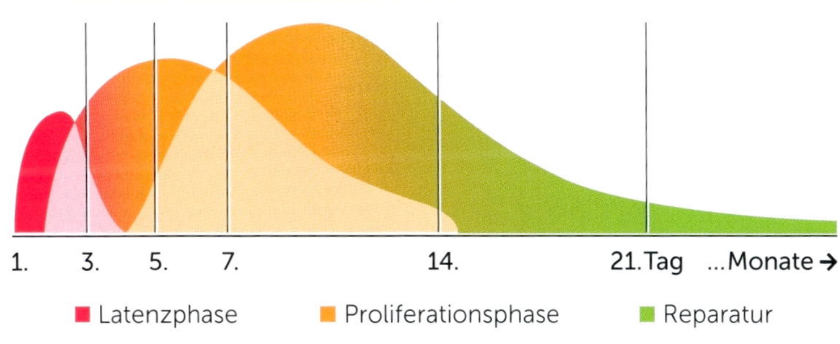

Abb. 9 Die drei sich überlappenden Phasen des Heilungsprozesses im Zeitablauf beim Sehnenriss.

Die **Entstehung eines Sehnenrisses** kann unterschiedliche Ursachen haben. Wir betrachten den Auslöser auf der körperlichen Ebene: Ein Teil deiner Sehne, z. B. die Supraspinatussehne, ist bereits seit einem längeren Zeitraum durch eine ungünstige Beanspruchung vorgeschädigt. Beschwerden traten dabei nur selten und eher phasenweise auf – es bestand kein Grund zur Sorge. Bei einem Fahrradunfall bist du auf deinen Arm gestürzt und hast nun einen kompletten Riss der Sehne erlitten. Zum Glück hast du dir nur die Sehne verletzt, ohne dass der Oberarmknochen oder weitere Muskeln und Sehnen zu Schaden gekommen sind. Du verspürst einen zunächst eher dumpfen und später ziehenden bis stechenden Schmerz im vorderen und seitlichen Schulterbereich. Außerdem fällt das Anheben des Arms schwer. Beim Riss der Sehne bildet sich zudem ein Bluterguss, der sich im Wundgebiet ausbreitet und schmerzhaft ist. Deine Beschwerden können je nach Schweregrad mit neurologischen Störungen einhergehen, wie z. B. einem Taubheitsgefühl im Verlauf des Arms auf der verletzten Seite [➦ „Warnzeichen" S. 44].

1. **Ruhephase (Latenzphase):** In der Akutphase eines Sehnenrisses ist die Schmerz- und Beschwerdeintensität am höchsten. Dir würden vor allem sämtliche Alltagsbelastungen zur Qual werden, die mit dem seitlichen Heben und dem Drehen deines Arms einhergehen. Dir bleibt kaum etwas anderes übrig, als die Auslöser (Bewegungen, Belastungen) dafür zu vermeiden. Die Auslöser sind dabei sehr individuell. Nicht jede Bewegung würde bei dir für genau dieselben Reaktionen wie bei einem anderen Patienten sorgen. Die Resultate sind aber ähnlich: meistens ein dumpfer bis stechender Schmerz im Bereich der vorderen Schulter. Eine operative Versorgung dieser Verletzung ist nicht selten. Die anschließende Ruhigstellung erfolgt über 4–5 Tage und ist mit der Akutphase gleichzusetzen (Thomopoulos et al. 2015). Die Schmerzen entstehen nicht nur aufgrund der direkten Schädigung, sondern im weiteren Verlauf auch deshalb, weil dein Körper beginnt, sich zu regenerieren. Er schützt das verletzte Gewebe und leitet Regenerationsprozesse ein, wie z.B. die Reparatur der Verletzung oder die Reduktion der Entzündung. Dafür greift er auf das Schließen von verletztem Zellgewebe durch Granulat (körpereigenes Verdickungsmittel) zurück. Zudem verhindert er die weitere Ver-

stärkung von Entzündungsprozessen. Diese Prozesse werden immer wieder unterbrochen, wenn es zu einer Reizung der betroffenen Strukturen kommt. Daher reagiert das Nervensystem mit intensivem Schmerz.

2. **Bildungsphase (Proliferationsphase):** Nach der Akutphase intensiviert der Körper über komplexe biochemische Prozesse die Bildung von neuem Bindegewebe, welches für die Vernarbung der verletzten Strukturen sorgt. Wachstumsfaktoren (Zytokine) werden aktiviert. Die Widerstandsfähigkeit wird verstärkt und die Schmerzen nehmen zunehmend ab, wobei die Belastbarkeit wieder ansteigt. Die Entzündungen gehen zurück, bis sie vollständig abgeklungen sind. Auch deine Schmerzen würden an dieser Stelle stark nachlassen, wobei du noch lange nicht an deiner vollständigen Belastbarkeit angelangt wärst. Im Falle eines Sehnenrisses beginnt die Proliferationsphase etwas verzögert und ungefähr ab dem 11. Tag nach dem Verletzungsdatum. Anschließend verläuft sie über mehrere Wochen (Thomopoulos et al. 2015). Die Dauer der Heilungsphasen hängt von der Durchblutung des Gewebes ab. Bei einer sehr guten Durchblutung ist das Regenerationspotenzial groß und die Heilungsphasen werden zügig durchlaufen, z. B. beim Muskel- und Knochengewebe. Im Vergleich zu Knochen und Muskeln sind Sehnen jedoch weniger stark durchblutet, sodass die Heilungsphasen mehr Zeit benötigen.
3. **Reparationsphase:** In der weiteren Regeneration wird festes Bindegewebe (Kollagenfasern) gebildet. Danach passen sich die neu gebildeten Fasern an die einwirkende Belastung an, z. B. weitläufige Bewegungen, höhere Krafteinwirkungen. Sie werden durch die einwirkende Belastung „trainiert" und gleichen immer mehr dem ursprünglichen, nicht verletzten Gewebe. Du würdest in dieser Phase immer weniger Schmerzen wahrnehmen und deine alltägliche Belastbarkeit stufenweise normalisieren können. Die Reparationsphase beginnt genau

wie die Proliferationsphase etwas verzögert und ungefähr ab der sechsten Woche nach dem auslösenden Ereignis. Sportarten, die Wurfbewegungen oder Überkopfbewegungen verlangen, sollten erst nach vier bis sechs Monaten aufgenommen werden.

Aus den geschilderten Zusammenhängen bei den Heilungsphasen eines Sehnenrisses wird klar, dass es stets notwendig ist, die Phasen des Heilungsprozesses zu respektieren. Bei den Heilungsphasen handelt es sich um eine Art Naturgesetz, ähnlich den Gesetzen zur Schwerkraft. Wenn du Letztere missachtest und von einer Brücke fällst, wirst du die negativen Folgen nicht vermeiden können. Du kannst sie nicht umgehen und das gilt auch für den Ablauf des Heilungsprozesses!

Glücklicherweise sind Schulterbeschwerden nicht automatisch mit Sehnen- oder Bänderrissen gleichzusetzen.

Merke und beachte!

Wir können die physiologischen und notwendigen Prozesse der Heilung nicht verkürzen, sondern nur angenehmer gestalten. Das Ziel sollte sein, solche Verletzungen wie beispielsweise einen Sehnen- oder Bänderriss zu vermeiden, indem wir unsere Schulter auf die Belastungen im Alltag vorbereiten.

Heilungsphasen besser verstehen

Gerade die letzte Phase (Reparationsphase) kann je nach verletzter Struktur unterschiedlich lange dauern. Leichte Verletzungen wie z. B. ein Muskelkater heilen binnen weniger Tage aus, während ein gebrochener Knochen in der Regel 4–6 Wochen Heilungszeit benötigt. Am langwierigsten verlaufen Nervenverletzungen. Hier kann sich je nach Verletzungsausmaß die Heilungszeit auf mehrere Jahre erstrecken.

Neben den Zeitfenstern ist für die Einteilung in akuten, subakuten und chronischen Schmerz entscheidend, ob er durch die Verletzung erklärt werden kann. Die → Tabelle 2 ist ein Orientierungsrahmen und zeigt typische Lokalisationen und Heilungszeiten, wobei im Einzelfall leichte Abweichungen bestehen können.

Schmerzart	Lokalisation	Heilungszeit (Tage)
Akut	Struktur (z. B. Muskeln, Knochen)	1–10
Subakut	*Eher situativ:* langanhaltende Strukturschädigung (Nervenwurzel, Knochen, Muskulatur usw.) bzw. *eher dauerhaft:* beginnende Überlastung des Nervensystems	< 90
Chronisch	(Periphere) Nerven, Gehirn, Rückenmark	> 90

Tab. 2 Zusammenhang zwischen Schmerzart, typischen Lokalisationen und Heilungszeiten.

Schmerz und Verhalten

Als leistungsfähigstes Instrument ermöglicht es uns unser Verhalten, die Bewältigung von körperlichem Leiden und Schmerzen zu verbessern und diese sogar zu verhindern. Auch wenn dies erstmal verwirrend klingen mag – im Sinne von „Was hat denn meine Psyche mit meinem körperlichen Schmerz gemeinsam?“. Wir wissen dies, weil der Fokus in diesem Buch nach dem wissenschaftlich geprüften Goldstandard, d. h. der besten funktionierenden Methode, ausgerichtet ist (Diercks et al. 2014, Park et al. 2020, Reilingh et al. 2008).

Der Zusammenhang zwischen unserer mentalen Verarbeitung von Reizen und Informationen aus der Umwelt und der darauffolgenden körperlichen Reaktion ist für die Therapie unserer jeweiligen Beschwerden elementar (Diercks et al. 2014, Park et al. 2020). Jeder von uns erfährt im Laufe seines Lebens mehr oder weniger intensive Reize (Einflüsse), die positiv wie negativ sein können. So wirken auf uns beispielsweise das Gefühl, die Interpretation und die Erfahrung von Motivation durch eine vertrauenserwirkende Quelle, wie sie z. B. ein „Erfolg" darstellt, leistungsfördernd (Turner & Patrick 2008). Dagegen empfinden wir eine Erkrankung oder auch die häufige Konfrontation mit monotonen, langanhaltenden, überschwelligen Reizen (Stress) als leistungs- und belastungslimitierend. Man könnte auch von „energieraubend" und „erschöpfend" sprechen.

Je länger unser Körper einem negativen Reiz (z. B. Stress, Angst, Sorge, Wut, Nervosität) ausgesetzt ist, desto stärker wird das Nervensystem belastet. Dieser Prozess ist auch die Hauptursache für langanhaltende Schmerzen. Reize, die bei einmaligem Eintreffen als nahezu „lächerlich" eingestuft werden können, wie etwa das schrille Klingeln eines Telefons, potenzieren sich nach dutzendfachem Eintreffen zu einer „kaum mehr aushaltbar" definierten Qual. Als Folge reagiert unser Organismus immer sensibler (Yaribeygi et al. 2017). Was noch viel schlimmer ist, lässt sich anhand der längerfristigen Folgen solcher Zustände zeigen. Durch sie entwickeln wir negative Vorahnungen, welche dann dazu führen, dass sich die auslösenden Faktoren für die unangemessene Reaktion noch stärker aufbauen und sich das Schmerzverhalten langfristig nicht schmerzmindernd, sondern schmerzsteigernd entwickelt (Yaribeygi et al. 2017).

Der real empfundene, anhaltende Schmerz verleitet auch aufgrund unseres gemeinhin akzeptierten Schmerzverständnisses sehr leicht zu der falschen Annahme, dass Schulterschmerzen immer mit rein körperlichen Schäden verknüpft sind wie z. B. mit Band- oder Sehnenverletzungen, Knorpelschäden oder blockierten Gelenkteilen. Die Angst vor solchen angenommenen Verletzungen lässt dann nicht lange auf sich warten. Doch die angenommenen Schäden sind meistens gar nicht zutreffend. Um dies auszuschließen, sind Ärzte und Physiotherapeuten verpflichtet, auf diese Gefahrenzeichen hin zu untersuchen und zu reagieren, wenn sie erkannt werden.

Eine auf den zweiten Blick ermutigende Nachricht

Unser Lebensstil, unsere Erfahrungen und negative Reize aus der Umgebung, z. B. Stress und die Folgen daraus, wie etwa Schlafmangel, zu wenig Bewegung, eine erhöhte neurologische Sensibilität und zunehmende Befürchtungen, lassen uns schnell vermuten, dass unser Schmerz durch eine körperliche Schädigung verursacht wird. Aber: Die wenigsten Schulterschmerzen sind mit schwerwiegenden körperlichen Schäden verbunden, die allermeisten dagegen mit ungünstigen Verarbeitungs- und Managementsituationen (Haik et al. 2020, Reilingh et al. 2008, Schell et al. 2008). All diese Erkenntnisse müssen in der Therapie von schmerzhaften Schulterbeschwerden beachtet werden.

Das optimale Verhalten im Umgang mit Schulterbeschwerden

Neben der körperlichen Beschaffenheit der Schulter und den entsprechenden Gefahrenzeichen wurden in den vorhergehenden Abschnitten auch das Nervensystem und die Psyche beachtet. Dabei hast du bereits einige Mythen und Risiken hinsichtlich der Regeneration deiner Schulterbeschwerden kennengelernt. Aber damit nicht genug, denn was nützt dir die reine Information über ungünstige Prozesse und Methoden? Die Antwort soll lauten:

> *„Andere können dir zwar den Weg zeigen, aber lösen kannst du deine Schulterbeschwerden nur selbst."*

Damit liegt die Überleitung zum „optimalen" Verhalten auf der Hand. Ohne den richtigen Umgang, d. h. eine Änderung oder eine Ergänzung des bisher als „richtig" angenommenen Verhaltens, wirst du deine Beschwerdefreiheit nur sehr mühsam erreichen, wenn überhaupt. Je nach Einteilung deiner Schulterschmerzen in akut, subakut oder chronisch verändert sich auch der Anspruch an dein Verhalten – dein Schultermanagement. Es steht an, das aktuelle Verhalten zu reflektieren und Änderungen auf den Weg zu bringen.

Was ist zu tun?

Sofern du an akuten oder subakuten Schulterbeschwerden leidest, sollte dein Handeln vor allem darauf ausgerichtet sein, den Übergang in die langandauernde, chronische Schmerzentwicklung zu vermeiden. Dazu sind die nachfolgenden Empfehlungen hilfreich. Wenn du bereits längere Zeit an Schulterschmerzen leidest, eignen sich die Empfehlungen, um das eigene Verhalten zu verändern bzw. zu optimieren:

- **Verbessere dein Verständnis von Schulterbeschwerden** durch seriöse Informationen (Diercks et al. 2014, Park et al. 2020, Reilingh et al. 2008). Die meisten Schulterschmerzen gehen nicht mit gefährlichen, körperlichen Schäden einher, wie z. B. Bänder- und Sehnenrisse, Knochenbrüche. Geprüfte Gesundheitsinformationen, die in verständlicher Sprache aufbereitet sind, finden sich z. B. auf der Internetseite des Instituts für Qualität und Wirtschaftlichkeit im Gesundheitswesen (IQWiG 2019).
- **Vermeide übermäßige Sorgen** wie Angst vor Bewegungen. Sorgen und Ängste werden durch die innere Neigung zum „Dramatisieren" verstärkt (Haik et al. 2020, Schell et al. 2008). Daher

empfiehlt es sich, die eigene Einstellung zu hinterfragen und sich um den Abbau von katastrophisierenden Gedanken zugunsten von Selbstvertrauen und -wirksamkeit zu bemühen.

- → **Vermeide Überbelastung** durch Stress oder körperliche Überbelastung (z. B. beruflich, familiär, freizeitbezogen) mithilfe von Entspannungstechniken (Hilton et al. 2017, Turgut et al. 2018).
- → **Verbessere deine körperliche Belastbarkeit**, z. B. Regenerationsfähigkeit, Stoffwechselsituation, Kraft, Ansteuerung und Wahrnehmung von Bewegungen, stufenweise mithilfe von entsprechendem Training (Ager et al. 2019, Alt & Herbst 2016).
- → **Strukturiere deine wichtigen alltäglichen Aufgaben und deinen Tagesablauf** durch gezielte Wahrnehmung und Reflexion, z. B. durch das Einplanen von genügend Regenerationszeit, Bewegung und Schlaf (Davin et al. 2014). Insbesondere bei monotoner Arbeitshaltung wie bei Bürotätigkeiten empfehlen sich eine regelmäßige aktive Pausengestaltung und ergonomische Arbeitsplatzgestaltung.
- → **Vermeide bzw. ersetze rein körperliche und kurzweilige Therapiemaßnahmen**, wie Massagen, Schmerzmittel, Mobilisation der Gelenke, durch langfristige Methoden wie z. B. ein stufenweises Training zur Belastbarkeitssteigerung oder regelmäßige Entspannungsübungen (Park et al. 2020).

Genauere Informationen zur Umsetzung von Maßnahmen, die dein Verhalten im Zusammenhang mit deinen Schulterbeschwerden betreffen, findest du im Kapitel „Das Verhaltensprogramm" [→S. 123].

Lebensführung

Aus den Empfehlungen des vorhergehenden Abschnitts ist ersichtlich, dass es sich bei der Selbstbehandlung deiner Schulterbeschwerden um mehr als die bloße Ausführung von Trainingseinheiten handelt. Es geht um nicht weniger als darum, deine Lebensführung zu verändern! Aber du kannst darauf vertrauen, dass die im Praxisteil vorgestellten Programme dich zuverlässig und einfach umsetzbar zu einer gestärkten und belastbaren Schulter führen werden. Das macht diesen praktischen Leitfaden für dich so wertvoll.

Die Programme nehmen die Schwerpunkte „Schulterschmerz", „Bewegungseinschränkung des Schultergelenks" und „Verhalten" auf. Gelingt es dir, diese zu verinnerlichen und die entsprechenden Maßnahmen dazu erfolgreich umzusetzen, steigt die Qualität deiner Lebensführung deutlich an. Du wirst einen Zugewinn an Vitalität und Lebensfreude erleben.

Damit die drei Schwerpunkte zur Selbstbehandlung deiner Schulter so perfekt wie möglich funktionieren, sind hier noch einige „Begleitumstände" zusammengestellt, die es zu beherzigen gilt und von denen einige dir sicherlich bereits bekannt sind:

- **Regelmäßige und zielgerichtete Aktivität:** Führe deine Aktivitäten lieber häufiger, aber dafür in geringer bis moderater Intensität durch als selten, übermotiviert und hart. Dafür eignen sich z. B. Spaziergänge am Morgen und/oder Abend, lockere Übungen, wie sie in diesem Buch beschrieben sind, oder aktive Freizeitbeschäftigungen mit Freunden (Diercks et al. 2014, Park et al. 2020). Die Gesundheit deiner Schulter ist dein Ziel, nicht dein Muskelwachstum oder Ähnliches.
- **Entspannung und Regeneration:** Du kannst nur belastbar sein, wenn du dir Pausen zur Erholung gönnst und dich regelmäßig entspannst! Das gilt auch für deine Schulter. Finde das

richtige Gleichgewicht zwischen Belastung und Entlastung im Alltag. Dies bezieht sich vor allem auf die Situation im Berufsleben, aber auch auf das Familienleben oder den Sport. Entspannungstechniken und regelmäßiger, ausreichender Schlaf über mindestens 7 Stunden pro Tag helfen (Linaker & Walker-Bone 2015, Vyazovskiy 2015). Führe die Entspannungsübungen am besten vor dem Schlafengehen durch.

→ **Wissenschaftlich geprüfte Informationen:** Viele Ratschläge sind gut gemeint, aber sie stimmen nicht! Daher ist es wichtig, dass du geprüfte Informationen erhältst [➦„Neun Mythen über Schulterschmerzen“ S. 11]. Um auch deine sorgenvollen Gedanken und dadurch negative Folgen wie z. B. eine unnötige Verängstigung zu vermeiden, sind korrekte, fachliche Informationen wichtig. Deine Schulterbeschwerden sind unangenehm genug, du solltest dir daher nicht deine Zuversicht, deine Motivation und deine Belastbarkeit rauben lassen. Dasselbe gilt für das Thema „Ernährung“. Viele Empfehlungen basieren auf ungeprüften Aussagen, die den Anbietern nur dazu dienen, sich an Trends zu bereichern (Ridgway et al. 2019).

→ **Selbstvertrauen und Motivation** im Zusammenhang mit der eigenen Schulter: Nur wenn du zum einen motiviert bist und zum anderen Vertrauen in deine Fähigkeiten hast, wirst du langfristig deine Schulterbeschwerden kontrollieren können.

→ **Selbsteinschätzung und Reflexion:** Um weiterzukommen, musst du wissen, wo du wirklich stehst und was du schon geschafft hast. Durch das regelmäßige Protokollieren deiner aktuellen Beschwerden kannst du kleine und große Erfolge besser erkennen und dadurch deine Motivation auch langfristig erhalten.

→ **Ernährung:** Eine ideale Versorgung mit Nährstoffen und eine entzündungshemmende Ernährung können helfen, deine Schulter belastbarer zu halten.

Das Wichtigste über Ernährung

Ein wichtiger Aspekt ist, auf die gesundheitsschädigende oder -fördernde Wirkung von Nahrungs- und Genussmittel zu achten. Neben den bekannten Warnungen vor Nikotin, Alkohol und Zucker sollte die Entzündungsförderung durch rotes Fleisch oder Wurstwaren (Chen et al. 2018, Elma et al. 2020, Watzl 2008) berücksichtigt und deren übermäßiger Verzehr vermieden werden. Hinzuzufügen sind dem täglichen Speiseplan dagegen Nahrungsmittel mit entzündungshemmender Wirkung. Dazu gehören Kurkuma, Fenchel, Ingwer, Knoblauch, Zwiebeln, Blaubeeren, Sauerkraut und Walnüsse.

Nicht zu vergessen ist auch die ausreichende Flüssigkeitszufuhr. Mindestens zwei Liter täglich sind genug. Dein Flüssigkeitsbedarf hängt auch von deiner körperlichen Aktivität und dem Schwitzen ab. Du benötigst pro Stunde Sport mindestens 0,5 Liter Flüssigkeit extra. Erhöhe also die Trinkmenge, sobald du körperlich aktiv wirst (Armstrong & Johnson 2018).

Die von uns favorisierten Methoden und Tipps mögen einfach klingen, und genau das sind sie in der Theorie, was nicht bedeutet, dass es auch in der Praxis einfach ist, jahrelange Gewohnheiten aufzugeben und durch neue Verhaltensweisen und Essgewohnheiten zu ersetzen.

Wir wollen, dass du mit der Ernährung eine Verbesserung deines Gesundheitszustands erreichst und dieser die Bekämpfung deiner Schulterbeschwerden unterstützt. Unnütze oder künstlich komplizierte Methoden kommen dafür nicht infrage, und manche herkömmliche Überzeugung ist schlichtweg falsch. Ein Beispiel ist der bis heute andauernde Glaube, dass Milch ein enorm bedeutendes Nahrungsmittel ist und man ohne Milch keine gesunden Knochen entwickeln kann. In Wirklichkeit ist Milch nicht einzigartig zur Unterstützung gesunder Knochen. Das belegen aktuelle und umfangreich durchgeführte Forschungen (Willett & Ludwig 2020).

Der Kalziumanteil, den du für die Gesundheit deiner Knochen benötigst, ist auch genauso in pflanzlichen Nahrungsmitteln enthalten. Ein Vergleich: 100 ml Kuhmilch enthalten ca. 120 mg Kalzium. Das kalorienfreie Mineralwasser enthält je nach Marke ca. 20–70 mg Kalzium pro 100 ml und ist aufgrund seiner ionisierten (basischen) Form viel einfacher vom Körper verwertbar. Ein weiteres Beispiel zur alternativen Kalziumaufnahme sind Mandeln. Diese enthalten bis zu 260 mg Kalzium pro 100 g (Willett & Ludwig 2020). Dasselbe gilt für einen Mandeldrink. Altbekannte Glaubenssätze gilt es gerade im Hinblick auf die Ernährung kritisch zu betrachten.

An dieser Stelle nun enden unsere Ausführungen zu den Grundlagen unserer Schmerzprogramme. Natürlich ließen sich diese bei Weitem detaillierter und umfassender darstellen. Wer daran interessiert ist, sei auf die zitierte Literatur verwiesen. Uns ging es in erste Linie darum, in knapper Form die wissenschaftlichen Erkenntnisse vorzustellen, auf denen unsere getesteten Schmerzprogramme beruhen, und offenzulegen, warum wir sie dir empfehlen. Die Theorie dahinter ist „die Mutter der Praxis" und damit auch die deiner Lösungen.

Nun halte dich nicht länger mit den Hintergründen auf und starte deine Rehabilitation!

„Hilf dir selbst!"

Der Grundsatz „Hilf dir selbst!" ist nach wissenschaftlich ergründetem Wissen über die nachhaltige Bekämpfung von Schulterbeschwerden unumgänglich (Diercks et al. 2014, Park et al. 2020, Reilingh et al. 2008). Alle in diesem Ratgeber vermittelten Programme sind auf eine möglichst effiziente Anwendbarkeit ausgelegt. Das bedeutet, es werden dir nur Übungen oder Methoden vorgestellt, die du zu Hause oder an jedem Ort umsetzen kannst (Hotel, Büro, Fitnessstudio oder Park) und die auf deine persönlichen Schulterbeschwerden zugeschnitten sind.

Als Erstes benötigst du dazu eine Analyse deines aktuellen Befindens, d. h., du brauchst eine Vorstellung von deinem Zustand: Wie schätzt du ihn ein? Dein Zustand bildet sich aus deinem Schmerz, deiner Bewegungseinschränkung, z. B. beim Aufhängen der Wäsche, und aus deiner Belastungsangst. Vielleicht betrifft dich persönlich nur eines dieser drei Probleme. Dann wirst du aber genauso ein für dich passendes Therapieprogramm durchlaufen können. Mithilfe unseres Analysewerkzeugs bestimmst du selbst, was und in welchem Ausmaß du etwas empfindest. Niemand interpretiert deine Wahrnehmung – weder ein Arzt noch ein Therapeut. Du selbst bist dein bester Diagnostiker, da nur du deinen Körper und deine Gedanken fühlen kannst. Bitte nutze diese Analysesysteme, die wir als Selbsteinschätzung bezeichnen. Du findest sie im Rahmen jedes Übungsprogramms. Es ist einfach!

Praxis

Ich habe Schmerzen

- Meine Schmerzintensität ist momentan gering
  ↓
  Schmerzprogramm A S. 84
- Meine Schmerzintensität ist momentan moderat
  ↓
  Schmerzprogramm B S. 88
- Meine Schmerzintensität ist momentan stark
  ↓
  Schmerzprogramm C S. 92

Meine Bewegungen sind durch Schmerzen, Muskelschwäche oder Steifigkeit eingeschränkt

- Ich kann meinen Arm nicht drehen
  ↓
  Funktionsprogramm A S. 104
- Ich kann meinen Arm nicht anheben oder abstützen
  ↓
  Funktionsprogramm B S. 108
- Ich kann mich nicht lange abstützen, nicht lange mit der PC-Maus oder überkopf arbeiten
  ↓
  Funktionsprogramm C S. 112
- Ich möchte vorbeugend aktiv sein und meine Schulter stärken
  ↓
  Funktionsprogramm D S. 116

Ich habe Angst vor Bewegungen und vermeide sie

- Ich habe Angst, meinen Arm zu drehen
  ↓
  Verhaltensprogramm A S. 128
- Ich habe Angst, meinen Arm anzuheben oder mich abzustützen
  ↓
  Verhaltensprogramm B S. 132
- Ich habe Angst, lange mit der PC-Maus zu arbeiten oder in angespannter Haltung zu sein
  ↓
  Verhaltensprogramm C S. 136
- Ich möchte mich sorgenfrei und entspannt bewegen
  ↓
  Entspannungsprogramm S. 140

Die drei Wege zur nachhaltigen Schmerz- und Bewegungsfreiheit

DEIN AUSGANGSPUNKT

Wie geht es dir in diesem Moment? Stehen für dich (langanhaltende) Schmerzen im Vordergrund? Dann starte mit dem *Schmerzprogramm* [➦ S. 81]. Oder ist nur eine bestimmte Bewegung eingeschränkt und du hast das Gefühl, dass dir Kraft und Beweglichkeit fehlen? Dann ist das *Funktionsprogramm* [➦ S. 97] für dich im ersten Schritt genau richtig. Wenn du dich vor bestimmten Tätigkeiten oder Bewegungen fürchtest, schaue dir das *Verhaltensprogramm* [➦ S. 123] an.

Du entscheidest über deinen Weg!

Unsere Empfehlungen für deine nachhaltige Selbstbehandlung beruhen auf drei eigenständigen Therapieprogrammen:

1. **Schmerzprogramm** (Reduktion von Schmerzen)
2. **Funktionsprogramm** (Verbesserung von Kraft und Beweglichkeit)
3. **Verhaltensprogramm** (Reduktion von Belastungsangst)

Je nach Stärke deiner Beschwerden musst du für die Durchführung der Programme zwischen ca. 24 Minuten täglich und höchstens zwei Stunden pro Woche investieren. So benötigst du beispielsweise für das „Schmerzprogramm A" höchstens 24 Minuten pro Tag und für das „Präventionsprogramm" ca. 60 Minuten pro Woche. Diesen Aufwand sollte dir deine Gesundheit wert sein. Und zur Beruhigung: Die Programme sind vielseitig und wurden von unseren Patienten als „attraktiv" bewertet.

Alle Therapieprogramme beinhalten einfache Übungen und Möglichkeiten zur Selbsteinschätzung. Wir haben dir die Übungen im Kapitel „Die Übungen" [➦S. 145] aufgelistet und kurz erläutert, damit du ausreichende Einblicke in die Ziele und die ideale Ausführung der Übungen hast. Wann du was machen solltest, basiert auf deiner jeweiligen Selbsteinschätzung. Sie ist das Zentrum und die „Messlatte" deiner Befindlichkeit. Du lernst zu spüren, welcher Schmerz bzw. welche Einschränkungen in deinem Körper vorliegen, wenn du die Programme durchführst. Keine Sorge! Wie man zu einer Selbsteinschätzung kommt, wird genau erklärt [➦S. 70].

Dein Werkzeugkasten

Das „Handwerkszeug", das du für deine Schulterbehandlung brauchst, lässt sich grob in drei Bereiche gliedern:

- praktische Hilfsmittel
- Selbsteinschätzung
- Gesamtmenge der infrage kommenden Übungen

Praktische Hilfsmittel

Du benötigst zur Durchführung der Übungen eine **Matte** (ca. 2 Meter lang), ein **Fitnessband**, z. B. Theraband (ca. 2,5 Meter lang), einen ca. 1 Meter langen **Stab** oder Besenstiel, **Kurzhanteln**, einen **Tennisball** und ein **normalgroßes Handtuch** sowie ein **Kissen** als Unterlage bei knienden Übungen, um deine Knie zu schonen. Als Alternative zu den Kurzhanteln kannst du zwei gefüllte Trinkflaschen verwenden. Bei einigen Übungen bieten sich alternative Ausgangsstellungen auf einem großen Gymnastikball (ca. 75 cm Durchmesser) an, um die Ausführung zu erleichtern. Allerdings ist dieser nicht zwingend notwendig.

Informationen zu den Kurzhanteln

- Leichte Kurzhanteln = 0,5–2 kg
- Mittelschwere Kurzhanteln = 2–5 kg
- Schwere Kurzhanteln = 5–10 kg

Am besten eignet sich zur Durchführung der Übungen **bequeme Sportkleidung**, damit du vor allem in den Beweglichkeitsübungen nicht unnötig eingeschränkt bist. Ein **ruhiger Ort** bei der Programmumsetzung hilft dir, zu entspannen und dich auf dich selbst zu konzentrieren.

Zur optimalen Durchführung der Therapieprogramme im Bereich „Verhalten" empfehlen wir dir zudem, einen **Spiegel** zu nutzen. So kannst du dich selbst leichter korrigieren. Auch erleichtert dir der Spiegel, deinen Fortschritt zu erkennen.

Selbsteinschätzung

Selbsteinschätzung ist ein zentrales Element in allen Programmen und ein entscheidender Teil deiner Selbsthilfe. Selbsteinschätzung ist die Einschätzung deiner momentanen Befindlichkeit. Dabei geht es um die bereits bekannten großen Bereiche:

→ Schmerz
→ eingeschränkte Bewegungen
→ durch Belastungsangst eingeschränkte Bewegungen

Ganz am Anfang dient die Selbsteinschätzung zur Feststellung, welches der Programme für dich das passende ist. Durch sie erfolgt quasi eine „Weichenstellung". Deine Selbsteinschätzungen bei den Übungsprogrammen haben die Aufgabe, dir Feedback über deine Verfassung und deinen Fortschritt bei der Befreiung von deinen Schulterbeschwerden zu geben.

Nutzen der Selbsteinschätzung

Möglicherweise fragst du dich, wozu diese Selbsteinschätzung überhaupt wichtig ist. Es sind vier Aspekte:

→ Deine Therapie wird nur dann individuell, wenn du deine persönlichen Beschwerden auch individuell einschätzen kannst.

Du selbst bestimmst, wie stark deine Beschwerden sind! Das ist ein entscheidender Vorteil, denn kein Arzt oder Therapeut kann diese so genau bestimmen wie du.

- → Weiterhin musst du deinen Prozess genau überprüfen können, um wirklich langfristig Erfolg zu haben. Dazu helfen dir die Selbsteinschätzungen. Sie funktionieren wie Messungen, die du immer wieder miteinander vergleichen kannst.
- → Du kannst durch die Selbsteinschätzungen deinen Prozess genau verfolgen. Stelle dir vor, du verbesserst dich stetig und erkennst dies auch ganz klar. Das ist so etwas wie ein Belohnungssystem!
- → Wie denkst du, fühlst du dich, wenn deine Entwicklungskurve stetig positiv ansteigt? Natürlich: Du erlangst deine Motivation und vor allem dein Vertrauen zurück. Dies verhilft dir zu mehr Belastbarkeit und dadurch zu einer besseren Lebensqualität.

Messinstrumente

Für deine Beschwerden in den drei Bereichen musst du deine momentane Schmerzintensität, das Ausmaß deiner Bewegungseinschränkung und deine Belastungsangst anhand der Skala von 0 (gar keine Schmerzen/Beeinträchtigungen/Ängste) bis 10 (maximale Schmerzen/Beeinträchtigungen/Ängste) [Abb. 10] einschätzen. Deine Selbsteinschätzung bestimmt dann auch die Auswahl und den Schwierigkeitsgrad des jeweiligen Übungsprogramms.

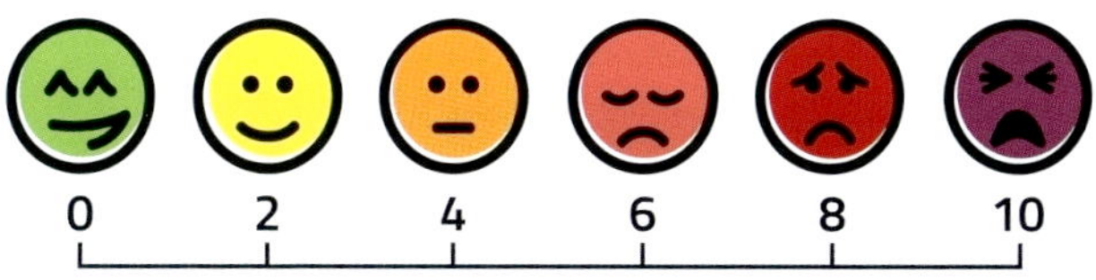

Abb. 10 Skala zur Selbsteinschätzung von Schmerz, Bewegungseinschränkungen und Angst vor Bewegungen.

Schmerz messen

Du kannst beispielsweise einschätzen, wie stark deine Schmerzen in einem bestimmten Moment sind – egal, ob im Ruhezustand oder bei einer bestimmten Bewegung. Wichtig ist, dass du immer dasselbe misst bzw. einschätzt. Nutze dafür die Skala von 0 (gar kein Schmerz) bis 10 (maximal vorstellbarer Schmerz). Probiere es gerade einfach aus: Schließe die Augen: Hast du Schmerzen? Fokussiere deine Aufmerksamkeit auf die Schmerzen! Gib den Schmerzen eine Zahl von 0 (gar kein Schmerz) bis 10 (maximal vorstellbarer Schmerz). Du hast gerade keine Schmerzen? Dann gib dir eine 0. Das war es. Schätzt du beispielweise deinen Schmerz als „mittelschwer" (3–5 auf der Schmerzskala) ein, geht es weiter mit dem Schmerzprogramm B. So einfach ist die Selbsteinschätzung beim Schmerz!

Bewegungseinschränkung messen

Deine Bewegung kann durch Muskelsteifigkeit, -schwäche oder Schmerz schwerfallen. Für den Bereich „Bewegungseinschränkung" musst du einschätzen, welche und wie stark die Bewegung eingeschränkt ist. Genau wie im Bereich Schmerz bestimmt deine Selbsteinschätzung auch bei der Bewegungseinschränkung die Auswahl und den Schwierigkeitsgrad des entsprechenden Übungsprogramms [👁 Abb. 10, S. 71]. Führe die Einschätzung dann auch vor und nach den jeweiligen Übungen durch. Du richtest dich dabei wieder nach den Zahlen 0 (keine Einschränkung) bis 10 (maximale Einschränkung). Die Einschränkungen beziehen sich entweder auf deine Beweglichkeit oder auf deine Kraft, die du für verschiedene Bewegungsmuster benötigst. Ist deine Bewegung durch Schmerz nicht vollständig ausführbar, bewertest du entsprechend die Bewegungseinschränkung, die durch Schmerz verursacht wird.

Belastungsangst messen

Für den Bereich „Angst vor Bewegungen" musst du ebenfalls dein momentanes Empfinden einschätzen – und zwar anfangs zur Aus-

Bewegungsmuster	Einschrän-kungen Niveau 0–10	Angst vor Belastung Niveau 0–10
Rotationsmuster		
Haare kämmen		
Etwas trinken		
Pullover anziehen		
Beuge- und Streckmuster		
Heben schwerer Gegenstände		
Überkopfarbeiten, z. B. Aufhängen der Wäsche		
Drücken, z. B. Öffnen eines Garagentors		
Statik- und Ausdauermuster		
Langes Überkopfarbeiten, z. B. Deckenstreichen		
Langes Arbeiten am Schreibtisch		
Langes Abstützen, z. B. beim Radfahren		

Tab. 3 Testszenarien für deine Selbsteinschätzung der Bewegungseinschränkung und Angst vor Bewegungen (Drehbewegungen, Drücken und Anheben, langes Abstützen oder monotone Schulterbewegungen).

wahl des Übungsprogramms und dann auch vor und nach den jeweiligen Übungen, die wir dir vorstellen. Du orientierst dich wiederum an den Zahlen 0 (keine Angst) bis 10 (maximale Angst). Die Angst bzw. Furcht vor Schmerzen oder Verletzungen durch bestimmte Bewegungsmuster kann sehr unterschiedlich stark ausgeprägt sein und muss deshalb klar von dir bestimmt werden [Abb. 10, S. 71].

Teste deine Beweglichkeit und Bewegungsängste

Für die Selbsteinschätzung in den Bereichen „eingeschränkte Bewegungen" und „Angst vor Bewegungen" geben wir Dir eine Art Katalog an Testszenarien [Tab. 3, S. 73] an die Hand, mit denen du zuverlässig den aktuellen Beschwerdestatus deiner Schulterschmerzen prüfen und dir bewusst machen kannst. Je nach Ergebnis gelangst du damit zu dem für dich effektiven Übungsprogramm zur Reduktion deiner Einschränkungen.

Beispiele zur Selbsteinschätzung

Schmerz bei Bewegungsmustern

Wäsche aufhängen

Jedes Mal, wenn du die gewaschenen Kleidungsstücke aus dem Korb hebst und sie aufzuhängen beginnst, empfindest du Schmerzen im Schulterbereich. Diese verstärken sich, je länger du mit dem Aufhängen der Kleidungsstücke beschäftigt bist und je höher du die Kleidungsstücke anhebst.

Beweglichkeitseinschränkung

Haare kämmen

Du möchtest dir am Morgen deine Haare kämmen und empfindest dabei eine unangenehme, ziehende Steifigkeit in deinem Schultergelenk. Diese hindert dich daran, die Haarbürste vollständig bis zum Hinterkopf zu führen.

Krafteinschränkung

Drücken, z. B. beim Öffnen eines Garagentors

Beim Anheben des Garagentors sowie dem anschließenden Hochdrücken fühlst du schnell eine Überlastung deiner Schultermuskulatur. Du schaffst es nicht, das Tor vollständig zu öffnen, weil du schlichtweg zu schwach bist.

Belastungsangst

Langes Arbeiten am PC-Arbeitsplatz

Du hast Erfahrung mit Schulterbeschwerden und empfindest schon Schmerzen, wenn du nur an deinen Arbeitsplatz im Büro denkst. Das monotone Arbeiten mit der PC-Maus bereitete dir früher schon so große Schmerzen, dass allein der Gedanke daran bei dir Befürchtungen aufkommen lässt.

Radfahren

Jedes Mal, wenn du dich längere Zeit auf der Lenkstange deines Fahrrads abstützt, bist du besorgt, deine Schulter zu überlasten oder zu verletzen. Du hattest schon einmal Beschwerden mit einem Band deines Schultergelenks und befürchtest, diese durch das lange Abstützen erneut zu aktivieren.

Protokoll zur Messung von Schmerz, Bewegungseinschränkung und Belastungsangst

Achtung – an dieser Stelle kommt für viele ein vermutlich etwas lästiger, aber der wichtigste Teil deiner Selbsteinschätzungen während des Übungsprogramms: Du musst deinen Erfolgsprozess klar verfolgen können! So fällt es dir viel leichter, deinen Fortschritt zu erkennen und langfristig am Ball zu bleiben.

Dafür haben wir ein **Formular** erstellt [Abb. 11, S. 77], das die bereits bekannte Skala von 0–10 (von oben nach unten) zeigt und für die Einschätzung der Beschwerden in den drei Bereichen genutzt werden soll: Schmerz, Bewegungseinschränkung und Belastungsangst. Wenn du in allen Bereichen Übungen machst, benutzt du drei Exemplare des Formulars und kennzeichnest sie durch die passenden Einträge in der ersten Zeile.

Das Protokoll ist für einen Zeitraum von sieben Tagen à drei Messzeitpunkte morgens (M1), mittags (M2) und abends (M3) bestimmt, in die du die Werte der Selbsteinschätzung einträgst, z. B. der Belastungsangst oder Schmerzintensität. Je nach Übungsprogramm variiert die empfohlene Durchführungshäufigkeit. Jedes Mal, wenn du ein Übungsprogramm durchführst, trägst du das Ergebnis der Selbsteinschätzung in einen der Messzeitpunkte ein. Es gibt z. B. Übungsprogramme, die du täglich zweimal durchführen sollst, sodass du pro Tag zwei Spalten (in diesem Fall M1 und M2) ausfüllst und eine Spalte leer bleibt. Falls du aus irgendeinem Grund den täglichen Rhythmus nicht umsetzen kannst, trägst du in die Spalten an diesem Tag nichts ein.

Die Ziffer „0" bedeutet immer „Ergebnis der Selbsteinschätzung vor dem Übungsprogramm" und der Buchstabe „X" bezieht sich auf das Ergebnis der Selbsteinschätzung nach den Übungen. Wenn du nach einer Woche die eingetragenen Zeichen 0 bzw. X mit jeweils einer Linie verbindest, erhältst du zwei Kurven. Diese Kurven zeigen dir dann klar, in welche Richtung sich deine Beschwerdeintensitäten entwickeln. Entweder in Richtung null (keine Beschwerden) oder in Richtung 10 (maximale Beschwerden).

Für das Dokumentieren deiner Selbsteinschätzungen bei Bewegungseinschränkungen und Belastungsängsten trägst du zusätzlich ein, welches Bewegungsmuster getestet wird, z. B. Haare kämmen (Rotation). Du brauchst immer nur das eine Bewegungsmuster zur Selbsteinschätzung durchführen, das zu Anfang die Programmwahl bestimmt hat, nicht mehrere!

Das Formular kannst du über den QR-Code auf ➦S. 212 herunterladen und ausdrucken.

☐ Schmerz ☐ Einschränkung ☐ Belastungsangst: ____________________ begonnen am: ________

Niveau 0–10	1. Tag			2. Tag			3. Tag			4. Tag			5. Tag			6. Tag			7. Tag		
	M1	M2	M3	M1	M2	M3	M1	M2	M3	M1	M2	M3	M1	M2	M3	M1	M2	M3	M1	M2	M3
0																					
1																					
2																					
3																					
4																					
5																					
6																					
7																					
8																					
9																					
10																					

Abb. 11 Blankoformular, um den Verlauf deiner Schulterbeschwerden sichtbar zu machen.

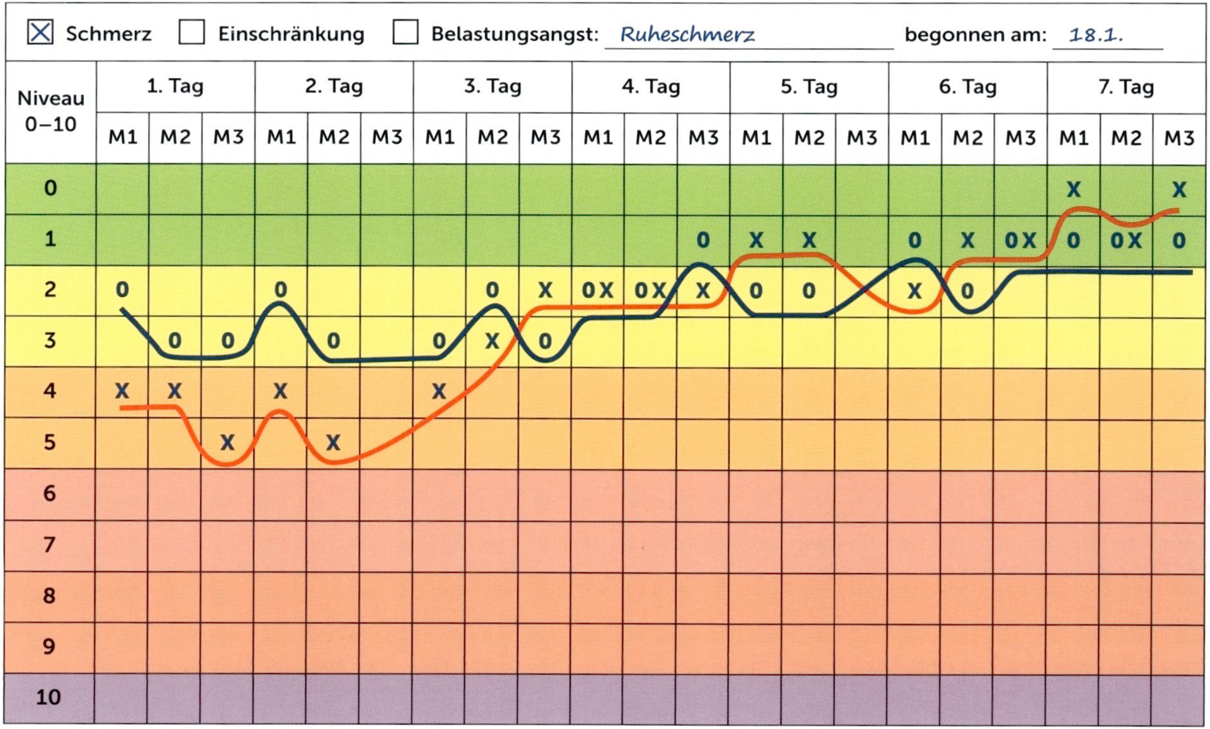

☒ Schmerz ☐ Einschränkung ☐ Belastungsangst: *Ruheschmerz* begonnen am: *18.1.*

Niveau 0–10	1. Tag			2. Tag			3. Tag			4. Tag			5. Tag			6. Tag			7. Tag		
	M1	M2	M3	M1	M2	M3	M1	M2	M3	M1	M2	M3	M1	M2	M3	M1	M2	M3	M1	M2	M3
0																			X		X
1												0	X	X		0	X	0X	0	0X	0
2	0			0				0	X	0X	0X	X	0	0		X	0				
3		0	0		0		0	X	0												
4	X	X		X			X														
5			X		X																
6																					
7																					
8																					
9																					
10																					

Abb. 12 Anwendungsbeispiel des Verlaufsprotokolls bei „Schmerzen". Das entsprechende Programm „Schmerzprogramm A" und die Selbsteinschätzung wurden zwei- bis dreimal täglich durchgeführt.

☐ Schmerz ☐ Einschränkung ☒ Belastungsangst: *Angst vor dem Drehen* begonnen am: *18.1.*

Niveau 0–10	1. Tag			2. Tag			3. Tag			4. Tag			5. Tag			6. Tag			7. Tag		
	M1	M2	M3	M1	M2	M3	M1	M2	M3	M1	M2	M3	M1	M2	M3	M1	M2	M3	M1	M2	M3
0																					
1																					
2																					
3													X						0X		
4													0								
5							X														
6	0																				
7	X						0														
8																					
9																					
10																					

Abb. 13 Anwendungsbeispiel des Verlaufsprotokolls bei „Angst vor Belastung". Das entsprechende Programm „Verhaltensprogramm C" und die Selbsteinschätzung wurden jeden zweiten Tag durchgeführt.

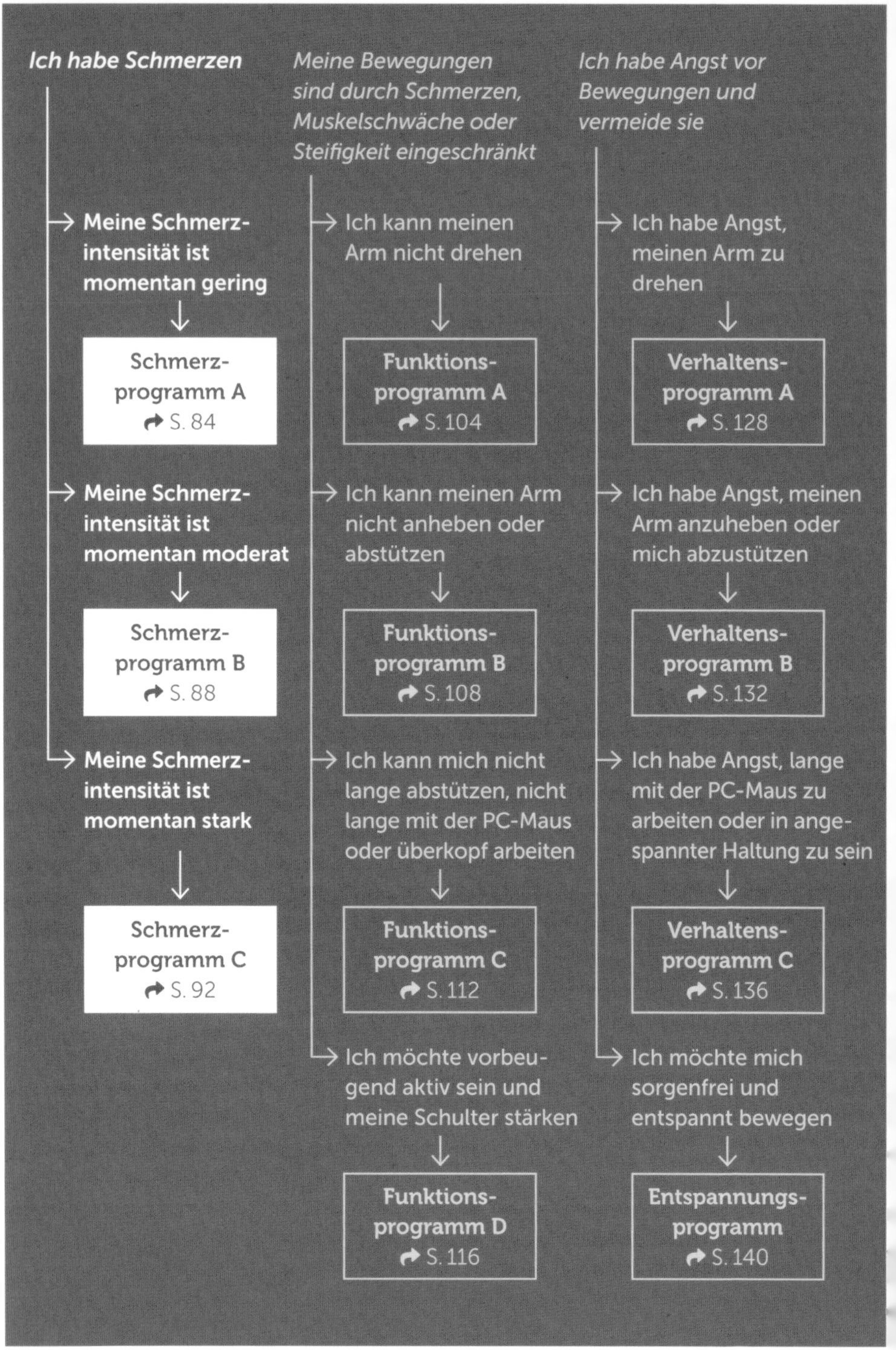

Ich habe Schmerzen

Meine Schmerzintensität ist momentan gering

Schmerzprogramm A
S. 84

Meine Schmerzintensität ist momentan moderat

Schmerzprogramm B
S. 88

Meine Schmerzintensität ist momentan stark

Schmerzprogramm C
S. 92

Meine Bewegungen sind durch Schmerzen, Muskelschwäche oder Steifigkeit eingeschränkt

Ich kann meinen Arm nicht drehen

Funktionsprogramm A
S. 104

Ich kann meinen Arm nicht anheben oder abstützen

Funktionsprogramm B
S. 108

Ich kann mich nicht lange abstützen, nicht lange mit der PC-Maus oder überkopf arbeiten

Funktionsprogramm C
S. 112

Ich möchte vorbeugend aktiv sein und meine Schulter stärken

Funktionsprogramm D
S. 116

Ich habe Angst vor Bewegungen und vermeide sie

Ich habe Angst, meinen Arm zu drehen

Verhaltensprogramm A
S. 128

Ich habe Angst, meinen Arm anzuheben oder mich abzustützen

Verhaltensprogramm B
S. 132

Ich habe Angst, lange mit der PC-Maus zu arbeiten oder in angespannter Haltung zu sein

Verhaltensprogramm C
S. 136

Ich möchte mich sorgenfrei und entspannt bewegen

Entspannungsprogramm
S. 140

Das Schmerzprogramm

Schmerz ist der am meisten einschränkende Faktor im Zusammenhang mit deinen Schulterbeschwerden. Noch einmal: Zu beachten gilt, dass der Schmerz bei Schulterbeschwerden meist nicht auf Gefahrenzeichen hinweist, sondern auf akute Überlastungen der Schulter oder bei langanhaltenden Schmerzen auf eine Überlastung und Fehlsteuerung des Nervensystems. Diese Erkenntnis ist wichtig, damit du lernst, deine Schmerzen mit Bewegung zu bekämpfen. Die Schwerpunkte der Übungen des Schmerzprogramms beziehen sich auf die Bewegungskontrolle, Bewegungsansteuerung und auf die Stoffwechselaktivierung. Hinzu kommt dabei die Entwicklung von Selbstvertrauen hin zur Belastbarkeit.

Noch etwas zu den Übungen

Wir haben die Programme getestet – und zwar an den Menschen, die wir täglich behandeln. Unsere Patienten versichern, dass ihnen diese Programme geholfen haben.

Da Schmerz immer eine subjektive Erfahrung ist, muss dieser auch individuell therapiert werden. Um deiner individuellen Situation ein passendes Programm zuordnen und deine Erfolge messen zu können, benötigst du zu Beginn immer eine entsprechende Selbsteinschätzung [➜S. 70]. Je nach deiner Selbsteinschätzung wählst du eines der drei Schmerzprogramme (A, B, C). Die Einteilung erfolgt dabei nach deiner Beschwerdeintensität.

Die Übungsprogramme sind so gestaltet, dass sie eine positive neurophysiologische Wirkung auf dich ausüben. Vereinfacht gesagt: Du lernst, dass du mithilfe der Übungen deine Schmerzerfahrung positiv verändern kannst. Du nimmst dadurch wahr, dass du selbst deine Schmerzintensität verändern kannst. Nach und nach wird der Unterschied zwischen vorher und nachher immer deutlicher werden. Du musst aber auch berücksichtigen, dass Schmerzen eine sehr langwierige Sache sein können. Dann brauchst du einfach mehr Geduld – und zwar um so mehr, je länger deine Schmerzen bisher andauerten. Trage ins Verlaufsprotokoll [➦S. 77] immer deine Schmerzintensität vor und nach der Durchführung des Übungsprogramms ein. Nur so wirst du das volle Potenzial des Schmerzprogramms für dich nutzen können.

⚠ Warnhinweis

Sollten sich deine Schmerzen (Beschwerden) deutlich verschlechtern, d. h. bis auf Stufe 8 oder mehr zunehmen, dann schaue dir noch einmal die Warnzeichen an [➦S. 44]. Bitte zögere dann nicht, umgehend ärztliche Hilfe in Anspruch zu nehmen. Manchmal ist die Situation doch komplexer als zunächst angenommen.

Bestimmung des IST-Zustands

- Führe zunächst die Selbsteinschätzung durch.
- Richte deine Selbsteinschätzung auf deine **momentane** Schulterschmerzintensität, die du damit beurteilst.
- Definiere deine Schmerzintensität mit einer für dich zutreffenden Zahl zwischen **0** (kein Schmerz) und **10** (maximal vorstellbarer Schmerz) auf der bereits bekannten Intensitätsskala [➦S. 71].
- Zur Protokollierung deiner Selbsteinschätzung und um deine Schmerzentwicklung später besser überprüfen zu können, trägst du den Wert in dein Verlaufsprotokoll ein [➦S. 77].

Auswahl deines individuellen Schmerzprogramms

Auf der Basis deiner Selbsteinschätzung wählst du dein Programm aus und machst dich mit den dort empfohlenen Übungen vertraut.

Schmerzskala (0–10)	Schmerz-intensität	Schmerz-programm	Seite
0–2	gering	Programm A	84
3–5	mittelschwer	Programm B	88
≥ 6	hoch	Programm C	92

Tab. 4 Programmauswahl bei Schmerzen.

Schmerzprogramm A

Geringe Schmerzintensität (Stufe 1–2)

Eine geringe Schmerzintensität (Stufe 1–2) braucht vor allem eine kurzfristige Beruhigung und Entspannung. Der Fokus von Schmerzprogramm A liegt auf der Reduktion der individuellen, auslösenden Faktoren, wie z. B. der mechanischen Überlastung durch das Tragen schwerer Gegenstände oder das lange Verharren in einer Position. Auch soll damit die Entstehung von intensiveren und länger anhaltenden Schmerzen vermieden werden.

- Führe zuerst die Selbsteinschätzung durch [➦S. 82].
- Pro Bewegungsrichtung bei den Übungen brauchst du zwei Sekunden, z. B. Anheben = 2 Sek., Absenken = 2 Sek. Allerdings weichen die Dehn- und Atemtechnikübungen von dieser Zeitangabe ab. Du findest die entsprechende Übungsbeschreibung auf dem Programmblatt [➦S. 86] oder im Kapitel „Die Übungen" [➦S. 145].
- Beginne mit Übung 17, wiederhole sie so oft wie angegeben, beende sie und starte dann mit der nächsten Übung (Nr. 2).
- Erst wenn du alle 5 Übungen gemacht hast, wiederholst du das gesamte Schmerzprogramm A ein weiteres Mal.
- Führe nach Abschluss des 2. Durchgangs erneut die Selbsteinschätzung durch.
- Dokumentiere deine Selbsteinschätzung im Verlaufsprotokoll [➦S. 77].
- Wende das gesamte Programm zwei- bis dreimal täglich an, z. B. morgens, mittags und abends.
- Führe das Schmerzprogramm A mindestens so lange durch, bis deine Schmerzintensität auf unter 2 in Richtung null gesunken ist.

ZEITBEDARF

12 Minuten

HÄUFIGKEIT

2–3 mal täglich

(z. B. morgens, mittags und/oder abends)

DAUER PRO BEWEGUNGSRICHTUNG

2 Sekunden

(z. B. Anheben = 2 Sek., Absenken = 2 Sek.)

WIEDERHOLUNGEN

2 Durchgänge

ZIEL SCHMERZINTENSITÄT

1 oder geringer

(wechsle dann zu einem für dich passenden Funktionsprogramm)

HINWEISE

→ Bitte schaue dir die einzelnen Übungen genau an.
→ Lies bitte sorgfältig die Hinweise und mache dich *(ganz wichtig!)* **praktisch** mit den Übungen vertraut.
→ Führe dazu die Übung ein paarmal aus, sodass sich eine gewisse Vertrautheit und Routine einstellen und du die Programmführung anhand der Icons leicht nachvollziehen kannst.

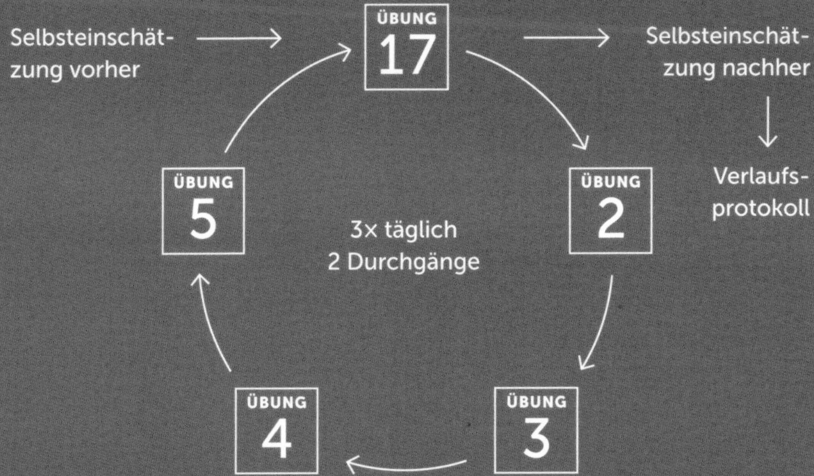

Schmerzprogramm A

Geringe Schmerzintensität (Stufe 1–2)

0–10	**Selbsteinschätzung zur Schmerzintensität vorher**
17	**Kombinierte Rotationen** *6-mal* *Anheben: 2 Sekunden* *Abspreizen: 2 Sekunden* *Absenken: 2 Sekunden*
2	**Gleitende Mobilisation (mit Atemtechnik)** *10-mal vor/zurück* *Atme beim Vorgleiten der Arme 5 Sekunden ein und beim Zurückgleiten der Arme 5 Sekunden aus. Versuche, die Bewegungsgeschwindigkeit an deinen Atem anzupassen.*
3	**Kanufahren (mit Atemtechnik)** *6-mal li/re* *Atme beim Anheben der Arme 5 Sekunden ein und beim Absenken 5 Sekunden aus. Versuche, die Bewegungsgeschwindigkeit an deinen Atem anzupassen und spüre, wie die Bewegung immer fließender wird.*
4	**Brustmuskeldehnung (mit Atemtechnik)** *1-mal li/re* *Halte zunächst die Dehnposition für 15 Sekunden. Atme anschließend dreimal langsam ein und aus. Verstärke die Dehnung während der Ausatmung, indem du den Oberkörper weiter nach vorne verlagerst und von der Wand wegdrehst.*
5	**Dehnung der Außenrotatoren** *1-mal li/re* *Halte die Dehnung für 3 Ein- und Ausatemzüge (ca. 30 Sekunden) und verstärke die Dehnung während der Ausatmung. Wechsle danach die Seite.*
	Starte den 2. Durchgang der 5 Übungen
0–10	**Selbsteinschätzung zur Schmerzintensität nachher**

Zeitbedarf ca. 12 Minuten

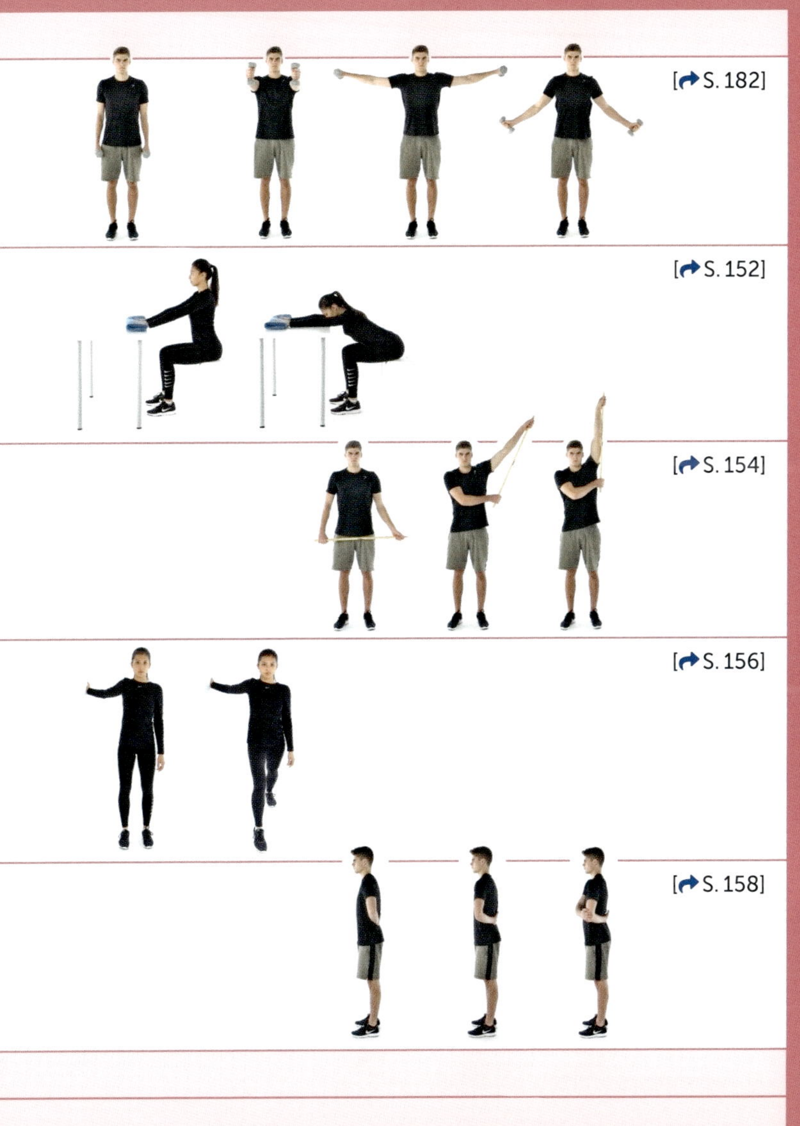
[→ S. 182]
[→ S. 152]
[→ S. 154]
[→ S. 156]
[→ S. 158]

Schmerzprogramm B

Mittlere Schmerzintensität (Stufe 3–5)

Eine mittlere Schmerzintensität (Stufe 3–5) erfordert einen etwas aufwendigeren Übungsumfang. Zu den Übungen zur Beruhigung und Entspannung kommt hinzu, dass eine Grundlage für eine schmerzfreie Belastbarkeit geschaffen wird. Minimalziel dieses Programms ist es, eine weitere Verschlimmerung der Schmerzen zu verhindern.

- → Führe zuerst die Selbsteinschätzung durch [↱S. 82].
- → Pro Bewegungsrichtung bei den Übungen brauchst du in der Regel ca. zwei Sekunden, z. B. Anheben = 2 Sek., Absenken = 2 Sek. Allerdings weichen die Dehn- und Atemtechnikübungen von dieser Zeitangabe ab. Du findest die entsprechende Übungsbeschreibung auf dem Programmblatt [↱S. 90] oder im Kapitel „Die Übungen" [↱S. 145].
- → Beginne mit Übung 1, wiederhole sie so oft wie angegeben, beende sie und starte dann mit der nächsten Übung (Nr. 2).
- → Erst wenn du alle 7 Übungen gemacht hast, wiederholst du das gesamte Schmerzprogramm B ein weiteres Mal.
- → Führe nach Abschluss des 2. Durchgangs erneut die Selbsteinschätzung durch.
- → Dokumentiere deine Selbsteinschätzung im Verlaufsprotokoll [↱S. 77].
- → Wende das gesamte Programm einmal täglich an, z. B. morgens, mittags oder abends.
- → Führe das Schmerzprogramm B mindestens so lange durch, bis deine Schmerzintensität auf 2 oder tiefer gesunken ist. Wenn du dies erreicht hast, kannst du zu einem für dich passenden Funktionsprogramm wechseln [↱S. 97].

ZEITBEDARF

18 Minuten

HÄUFIGKEIT

1 mal täglich

(z. B. morgens, mittags oder abends)

DAUER PRO BEWEGUNGSRICHTUNG

1–2 Sekunden

(z. B. Anheben = 2 Sek., Absenken = 2 Sek.)

WIEDERHOLUNGEN

2 Durchgänge

ZIEL SCHMERZINTENSITÄT

2 oder geringer

(wechsle dann zu einem für dich passenden Funktionsprogramm)

HINWEISE

→ Bitte schaue dir die einzelnen Übungen genau an.
→ Lies bitte sorgfältig die Hinweise und mache dich *(ganz wichtig!)* **praktisch** mit den Übungen vertraut.
→ Führe dazu die Übung ein paarmal aus, sodass sich eine gewisse Vertrautheit und Routine einstellen und du die Programmführung anhand der Icons leicht nachvollziehen kannst.

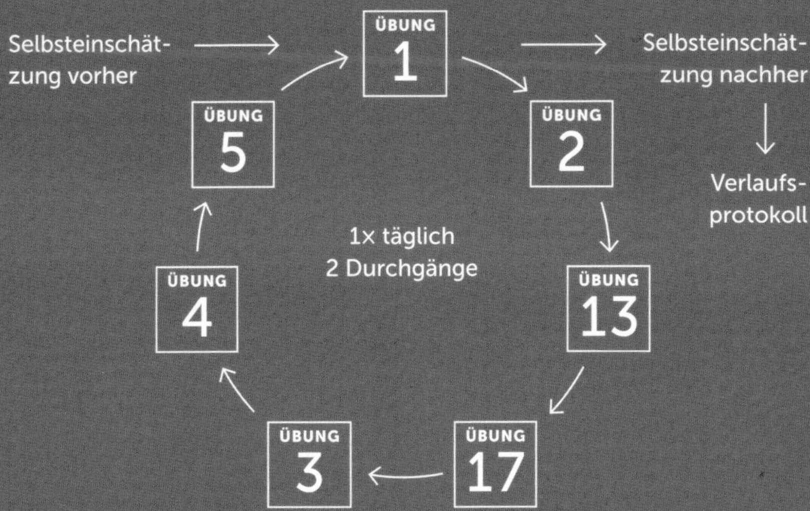

Schmerzprogramm B

Mittlere Schmerzintensität (Stufe 3–5)

0 – 10 Selbsteinschätzung zur Schmerzintensität vorher

1 Armpendel [S. 150]

20-mal li/re

Führe die Übung langsam im eigenen Tempo durch.

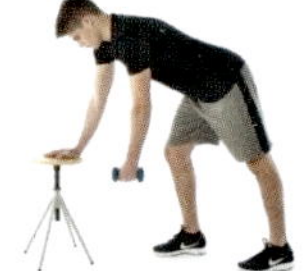
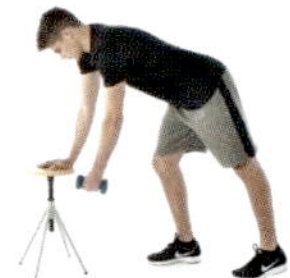
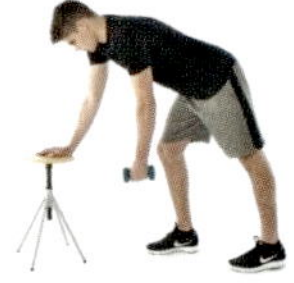

2 Gleitende Mobilisation (mit Atemtechnik) [S. 152]

10-mal vor/zurück

Atme beim Vorgleiten der Arme 5 Sek. ein und beim Zurückgleiten 5 Sek. aus. Versuche, die Bewegungsgeschwindigkeit an deinen Atem anzupassen.

13 Außenrotation – einfache Variante [S. 174]

12-mal

Drehung nach außen: 1 Sek.

Drehung nach innen: 1 Sek.

17 Kombinierte Rotationen [S. 182]

6-mal

Anheben: 2 Sek.

Abspreizen: 2 Sek.

Absenken: 2 Sek.

3 **Kanufahren (mit Atemtechnik)** [S. 154]

6-mal li/re

Atme beim Anheben der Arme 5 Sek. ein und beim Absenken 5 Sek. aus. Versuche, die Bewegungsgeschwindigkeit an deinen Atem anzupassen und spüre, wie die Bewegung immer fließender wird.

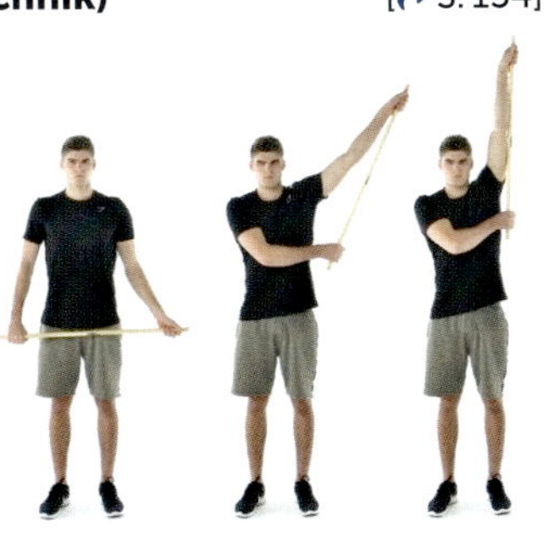

4 **Brustmuskeldehnung (mit Atemtechnik)** [S. 156]

1-mal li/re

Halte zunächst die Dehnposition für 15 Sek. Atme anschließend dreimal ein und aus und verstärke die Dehnung während der Ausatmung, indem du den Oberkörper weiter nach vorne verlagerst und von der Wand wegdrehst.

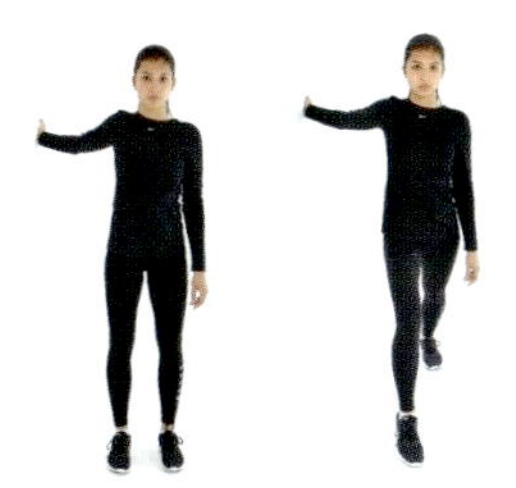

5 **Dehnung der Außenrotatoren** [S. 158]

1-mal li/re

Halte die Dehnung für 3 Ein- und Ausatemzüge (ca. 30 Sek.) und verstärke die Dehnung während der Ausatmung.

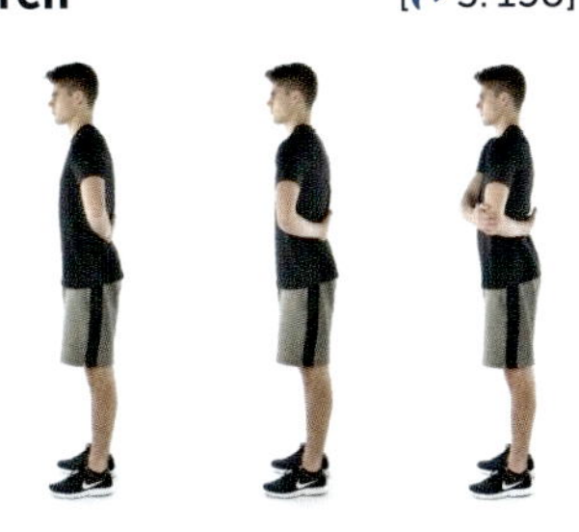

Starte den 2. Durchgang der 7 Übungen

0–10 **Selbsteinschätzung zur Schmerzintensität nachher**

Schmerzprogramm C

Starke Schmerzintensität (Stufe 6 und mehr)

Die starke Schmerzintensität (Stufe 6 und mehr) verlangt die möglichst rasche Linderung deiner Schmerzen. Ebenfalls im Fokus steht im Schmerzprogramm C die Beruhigung deiner betroffenen Strukturen (Muskeln) und deines Nervensystems.

- Führe zuerst die Selbsteinschätzung durch [➦S. 82].
- Pro Bewegungsrichtung bei den Übungen brauchst du fünf Sekunden, z. B. Vorgleiten der Arme = 5 Sek., Zurückgleiten der Arme = 5 Sek. Allerdings weichen die Dehn- und Atemtechnikübungen von dieser Zeitangabe ab. Du findest die entsprechende Übungsbeschreibung auf dem Programmblatt [➦S. 94] oder im Kapitel „Die Übungen“ [➦S. 145].
- Beginne mit Übung 1, wiederhole sie so oft wie angegeben, beende sie und starte dann mit der nächsten Übung (Nr. 2).
- Führe nach Abschluss des Durchgangs erneut die Selbsteinschätzung durch.
- Dokumentiere deine Selbsteinschätzung im Verlaufsprotokoll [➦S. 77].
- Wende das gesamte Programm dreimal täglich an, z. B. jeweils morgens, mittags und abends.
- Führe das Schmerzprogramm C mindestens so lange durch, bis deine Schmerzintensität auf unter 5 gesunken ist und wechsle dann zu Schmerzprogramm B.

ZEITBEDARF

8 Minuten

HÄUFIGKEIT

3 mal täglich

(z. B. morgens, mittags und abends)

DAUER PRO BEWEGUNGSRICHTUNG

5 Sekunde

(z. B. Vorgleiten = 5 Sek., Zurückgleiten = 5 Sek.)

WIEDERHOLUNGEN

1 Durchgang

ZIEL SCHMERZINTENSITÄT

4 oder geringer

(wechsle dann zu Schmerzprogramm B)

HINWEISE

→ Bitte schaue dir die einzelnen Übungen genau an.
→ Lies bitte sorgfältig die Hinweise und mache dich *(ganz wichtig!)* **praktisch** mit den Übungen vertraut.
→ Führe dazu die Übung ein paarmal aus, sodass sich eine gewisse Vertrautheit und Routine einstellen und du die Programmführung anhand der Icons leicht nachvollziehen kannst.

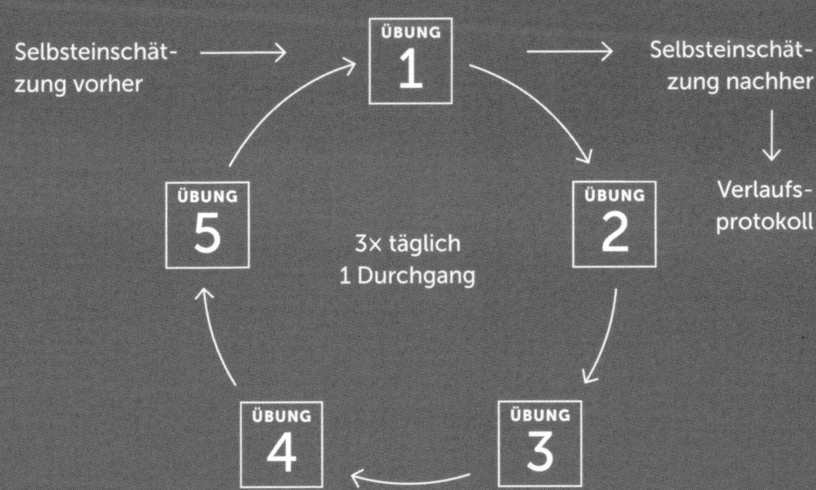

Schmerzprogramm C

Starke Schmerzintensität (Stufe 6 und mehr)

0–10	**Selbsteinschätzung zur Schmerzintensität vorher**
1	**Armpendel** *10-mal li/re* *Führe die Übung langsam im eigenen Tempo durch.*
2	**Gleitende Mobilisation (mit Atemtechnik)** *10-mal vor/zurück* *Atme beim Vorgleiten der Arme 5 Sekunden ein und beim Zurückgleiten der Arme 5 Sekunden aus. Versuche, die Bewegungsgeschwindigkeit an deinen Atem anzupassen.*
3	**Kanufahren (mit Atemtechnik)** *6-mal li/re* *Atme beim Anheben der Arme 5 Sekunden ein und beim Absenken 5 Sekunden aus. Versuche, die Bewegungsgeschwindigkeit an deinen Atem anzupassen und spüre, wie die Bewegung immer fließender wird.*
4	**Brustdehnung (mit Atemtechnik)** *1-mal li/re* *Halte zunächst die Dehnposition für 15 Sek. Atme anschließend 3-mal ein und aus und verstärke die Dehnung während der Ausatmung, indem du den Oberkörper weiter nach vorne verlagerst und von der Wand wegdrehst.*
5	**Dehnung der Außenrotatoren** *1-mal li/re* *Halte die Dehnung für 3 Ein- und Ausatemzüge (ca. 30 Sekunden) und verstärke die Dehnung während der Ausatmung.*
	Führe die Übungen *3-mal täglich* durch
0–10	**Selbsteinschätzung zur Schmerzintensität nachher**

Zeitbedarf ca. 8 Minuten

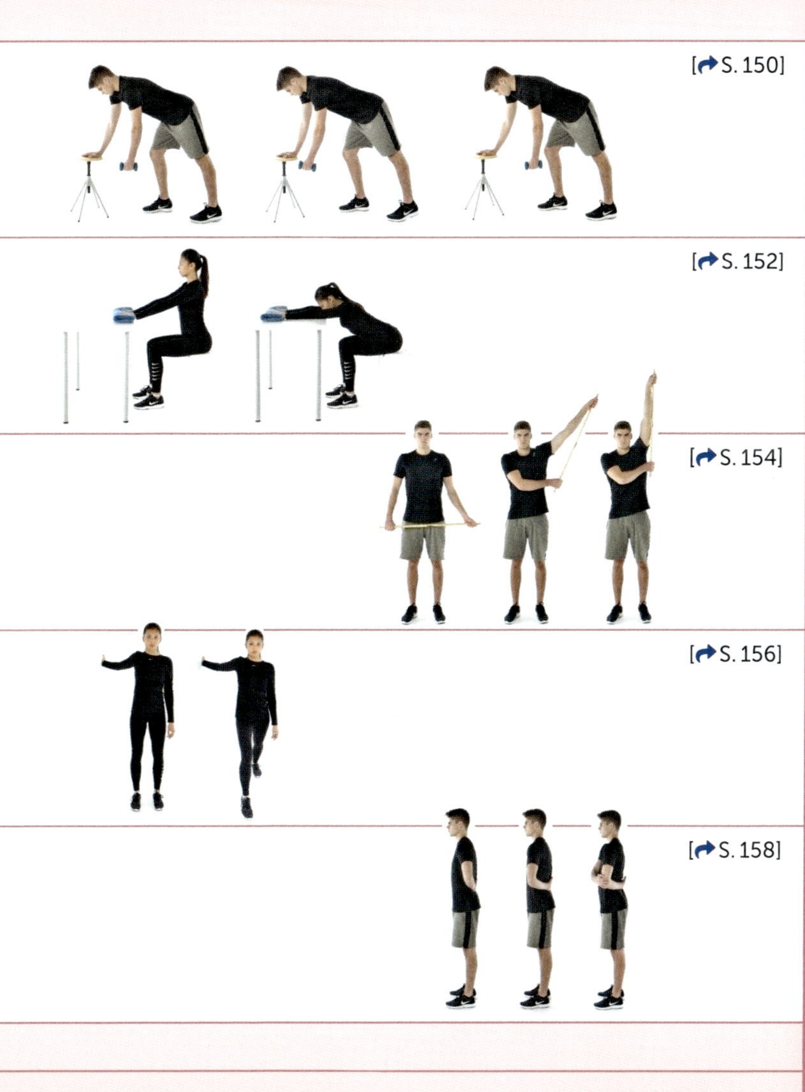
[S. 150]
[S. 152]
[S. 154]
[S. 156]
[S. 158]

Ich habe Schmerzen

- Meine Schmerzintensität ist momentan gering → **Schmerzprogramm A** S. 84
- Meine Schmerzintensität ist momentan moderat → **Schmerzprogramm B** S. 88
- Meine Schmerzintensität ist momentan stark → **Schmerzprogramm C** S. 92

Meine Bewegungen sind durch Schmerzen, Muskelschwäche oder Steifigkeit eingeschränkt

- **Ich kann meinen Arm nicht drehen** → **Funktionsprogramm A** S. 104
- **Ich kann meinen Arm nicht anheben oder abstützen** → **Funktionsprogramm B** S. 108
- **Ich kann mich nicht lange abstützen, nicht lange mit der PC-Maus oder überkopf arbeiten** → **Funktionsprogramm C** S. 112
- **Ich möchte vorbeugend aktiv sein und meine Schulter stärken** → **Funktionsprogramm D** S. 116

Ich habe Angst vor Bewegungen und vermeide sie

- Ich habe Angst, meinen Arm zu drehen → **Verhaltensprogramm A** S. 128
- Ich habe Angst, meinen Arm anzuheben oder mich abzustützen → **Verhaltensprogramm B** S. 132
- Ich habe Angst, lange mit der PC-Maus zu arbeiten oder in angespannter Haltung zu sein → **Verhaltensprogramm C** S. 136
- Ich möchte mich sorgenfrei und entspannt bewegen → **Entspannungsprogramm** S. 140

Das Funktionsprogramm

Kraft, Beweglichkeit und Koordination – diese Komponenten bestimmen, ob deine Schulter „funktioniert". Sind sie eingeschränkt, wirkt sich dies negativ auf alltägliche Bewegungsmuster aus. Du fühlst dich dann z. B. beim Hochdrücken des Garagentors oder beim Aufhängen der Wäsche zu steif oder zu schwach. Stehen für dich die Beweglichkeit und Kraft deiner Schulter im Vordergrund oder sind einzelne Bewegungen schmerzhaft eingeschränkt, dann wähle das „Funktionsprogramm". Damit trainierst du dich systematisch, bis bis du deine volle Funktionfähigkeit zurückerlangt hast, die du dann auch aufrechterhalten solltest, um Rückfälle zu vermeiden (Vorbeugung). Nach und nach wird der Unterschied zwischen vorher und nachher immer deutlicher. Falls du keinen Vorher-nachher-Unterschied wahrnimmst, sei nicht frustriert – und noch weniger zweifele an den Übungen. Überhaupt: Zweifele nicht an dir! Dann brauchst du einfach mehr Geduld und vielleicht nützt auch eine Informationsauffrischung zu den Funktionen der Schulter [➦S. 16].

Damit du für deine individuelle Beschwerdesituation ein passendes Funktionsprogramm nutzen und deine Erfolge vergleichen kannst, benötigst du zu Beginn immer eine Selbsteinschätzung [➦S. 70]. Je nach deiner Selbsteinschätzung wählst du eines der drei Programme (A, B, C). Die Einteilung erfolgt nach deiner Beschwerdeintensität. Wechsle zum Funktionsprogramm D „Vorbeugung", sobald du deine Einschränkungen auf 2 oder weniger reduziert hast und erhalte dadurch deine Beschwerdefreiheit.

Bewegungsmuster

In deinem normalen Alltag führst du ständig unterschiedliche Bewegungsmuster durch, so z. B. das Kämmen der Haare, das Überkopfarbeiten, das langandauernde Abstützen beim Radfahren und viele mehr. Ein Bewegungsmuster ist die Kombination aus mehreren Einzelbewegungen. Eine Einzelbewegung wäre z. B. das Heben deines Arms durch die Aktivierung deiner vorderen Schultermuskulatur. Einzelbewegungen sind im Vergleich zu Bewegungsmustern im Alltag allerdings eher selten, so wäre z. B. Heben deiner Arme Teil des Bewegungsmusters „Anheben schwerer Gegenstände". Damit dir die Zuordnung deiner Beschwerden leichter fällt, haben wir einige für den Alltag typische Beispiele der Bewegungsmuster in Mustergruppen unterteilt (z. B. „Rotationsmuster").

Rotationsmuster

Das Rotationsmuster umfasst Drehbewegungen des Oberarms, die im Alltag oft problematisch sein können. Allerdings steht dabei meist nicht die Kraft im Vordergrund, sondern die Beweglichkeit oder die Genauigkeit einer Bewegung, z. B. Bewegungen wie:

→ **Haare kämmen – Problem:** Beweglichkeit und Bewegungskontrolle sind bei der Rotation des Arms schmerzhaft oder durch die muskuläre Steifigkeit eingeschränkt.

→ **Pullover anziehen – Problem:** Das Anziehen eines Pullovers erfordert eine hohe Beweglichkeit des Schultergürtels. Nach längeren Ruhephasen wie dem Schlafen fällt die weitläufige Bewegung schwer.

→ **Etwas trinken – Problem:** Beim Trinken ist sowohl eine feine Abstimmung zwischen Kraft und Bewegungsausmaß notwendig als auch eine hohe Beweglichkeit. Beim Ansetzen der Tasse an die Lippen muss der Oberarm angehoben und anschließend aus angehobener Stellung zusätzlich rotiert werden. Die präzise Bewegungsausführung ist durch eine mangelne Abstimmung zwischen Kraft und Bewegungsumfang eingeschränkt.

Beuge- und Streckmuster

Das Beuge- und Streckmuster ist durch kraftaufwendige und oftmals häufig wiederkehrende bzw. länger andauernde Bewegungen gekennzeichnet. „Streckmuster" umfassen Bewegungen wie das Abstützen und Abdrücken des eigenen Körpers oder das Wegdrücken verschiedener Gegenstände vom Körper. Ebenso zählt das Schieben einer schweren Last, z. B. eines vollen Einkaufwagens, zu diesem Bewegungsmuster. Unter dem Begriff „Beugemuster" sind Bewegungen zu verstehen, die eine Zugbelastung auf die Schulter erwirken, indem du z. B. deinen Arm vor oder seitlich deines Körpers anhebst. Auch das Anheben der Arme überkopf, wie beim Aufhängen der Wäsche oder Greifen nach hochgestellten Gegenständen, gehört zu diesem Bewegungsmuster. Weitere Beispiele hierfür sind:

→ **Heben einer schweren Einkaufstasche – Problem:** Die Beanspruchung der Schulter- und Armmuskeln bei dieser intensiven Krafteinwirkung ist schmerzhaft oder auch schmerzfrei eingeschränkt. Ähnliche Bewegungen sind das Anheben der Arme auf und oberhalb des Schulterniveaus.

→ **Öffnen eines Garagentors – Problem:** Beim Anheben der Arme und dem anschließenden Wegdrücken des Garagentors fehlt die Kraft oder die Stabilität im Schultergelenk, sodass es kaum möglich ist, das Garagentor vollständig zu öffnen. Ähnliche Bewegungen sind das Abstützen des Oberkörpers beim Aufstehen oder das Schieben eines Einkaufwagens.

→ **Überkopfarbeiten, z. B. Aufhängen der Wäsche – Problem:** Das hierbei notwendige Anheben der Arme übt eine Zugbeanspruchung auf das Schultergelenk aus, sodass das Heben der Arme aufgrund einer muskulären Schwäche schwerfällt oder die Beweglichkeit eingeschränkt ist.

Statik- und Ausdauermuster

Das Statik- und Ausdauermuster zeigt sich an langandauernden, bewegungsarmen Belastungen, die eine „statische" (konstante) Muskelbeanspruchung verlangen, beispielsweise:

- → **Langes Arbeiten mit der PC-Maus – Problem:** Die geringe, aber langanhaltende Beanspruchung der Rotatorenmuskulatur führt zu einer schmerzhaften Überlastung der entsprechenden Strukturen. Idealerweise sollte sich die Tischkante auf Höhe des Ellenbogens befinden, sodass beim Arbeiten am Schreibtisch der Ellenbogen ca. 90° gebeugt wird. Sofern die Tischhöhe nicht an die Körpergröße angepasst, sondern zu hoch eingestellt ist, kann eine statische Muskelspannung der Schultermuskulatur erforderlich sein, um die Arme beim Arbeiten am Schreibtisch seitlich anzuheben. Auch diese konstante Muskelbeanspruchung kann die Strukturen reizen und zu Schmerzen führen.
- → **Langes Überkopfarbeiten, z. B. Deckenanstrich – Problem:** Mangelnde Beweglichkeit oder rasche Ermüdung der Schultermuskulatur durch die wiederholte Zugbelastung beim Heben und Halten der Farbroller führt zu Schmerzen oder Steifigkeit in der Schulter.
- → **Langes Abstützen, z. B. beim Radfahren – Problem:** Die Stützmuskulatur der Schulter ist durch das langanhaltende Abstützen des Oberkörpers auf der Lenkstange stark gefordert. Bei muskulärer Schwäche führt diese Belastung zu Schmerzen oder zum Abbruch der Weiterfahrt.

Bestimmung des IST-Zustands und Auswahl deines Funktionsprogramms

- Führe zunächst die Selbsteinschätzung durch [➦S. 70], indem du für deine Einschränkungen bei den neun Bewegungsmustern das Niveau beurteilst.
- Wenn du die reale Situation dazu nicht zur Verfügung hast, können die Muster auch in einem „Als-ob-Bewegungsablauf“ getestet werden. Achte dann bitte auf ein möglichst „naturgetreues“ Abbild.
- Richte deine Selbsteinschätzung auf deine **momentane** Bewegungseinschränkung (z. B. Steifigkeit, Schwäche, Schmerz während der Bewegung).
- Definiere deine Einschränkungsintensität mit einer für dich zutreffenden Zahl zwischen **0** (keine Steifigkeit, Schwäche oder Schmerz) und **10** (maximale Steifigkeit, Schwäche oder Schmerz).
- Das Bewegungsmuster mit dem höchsten Beschwerdeniveau ist für die Auswahl des für dich passenden Funktionsprogramms maßgebend [➦Tab. 5, S. 102] – entweder Funktionsprogramm A (Rotation), B (Beugen und Strecken), oder C (Statik und Ausdauer). Das Funktionsprogramm D dient dann nachrangig der Vorbeugung.
- Um den Verlauf deiner Beschwerden und den Trainingserfolg später besser überprüfen zu können, trägst du deine Selbsteinschätzung in das Verlaufsprotokoll ein [➦S. 77].

Erste Selbsteinschätzung der Schulterfunktionalität für die Programmauswahl

Du hast z. B. Einschränkungen (Steifigkeit oder Schwäche) beim Anziehen deines Pullovers und definierst diese mit **7** (Rotationsmuster). Dazu kommt eine rasche muskuläre Ermüdung beim Abstützen deines Oberkörpers auf dem Fahrradlenker, die du mit **4** definierst (Statik- und Ausdauermuster). Außerdem verspürst du Schmerzen beim Heben und Aufhängen deiner Wäsche, die du mit Stufe **3** bezifferst (Beuge- und Streckmuster).

Rotationsmuster	**0–10**
Haare kämmen	
Etwas trinken	
Pullover anziehen	**7**
Beuge- und Streckmuster	**0–10**
Heben schwerer Gegenstände	
Überkopfarbeiten, z. B. Aufhängen der Wäsche	**3**
Drücken, z. B. Öffnen eines Garagentors	
Statik- und Ausdauermuster	**0–10**
Langes Überkopfarbeiten, z. B. Deckenanstrich	
Langes Arbeiten am Schreibtisch	
Langes Abstützen, z. B. beim Radfahren	**4**

Tab. 5 Patientenbeispiel zur Selbsteinschätzung der Funktionseinschränkung. Die eingeschränkte Bewegung der Schulter wird anhand von Bewegungsmustern in drei Mustergruppen erfasst.

Somit musst du dich für Funktionsprogramm A entscheiden, das genau zur Therapie dieser vorrangigen Einschränkung (Rotation) entwickelt wurde, d. h., die höchste Ziffer, die du bei deiner ersten Selbsteinschätzung vergibst, bestimmt die Programmwahl. Bei der Selbsteinschätzung im Trainingsverlauf, die du vor und nach jeder Durchführung des Übungsprogramms aufschreibst, überprüfst du dann immer nur genau das Bewegungsmuster, das auch die Programmwahl bestimmt hat – in diesem Fall das Anziehen deines Pullovers.

Warnhinweis

Sollten sich deine Beschwerden (Steifigkeit, Schwäche) deutlich verschlechtern (Zunahme bis auf Stufe 8 oder mehr, siehe Warnzeichen S. 44), dann zögere nicht, umgehend ärztliche Hilfe in Anspruch zu nehmen. Manchmal sind Dinge doch komplizierter.

Noch etwas zu den Übungen

Wir haben die Programme getestet – und zwar an den Menschen, die wir täglich behandeln. Unsere Patienten versichern, dass ihnen diese Programme geholfen haben.

Funktionsprogramm A – Rotation

Das Funktionsprogramm A ermöglicht dir, deine Funktionseinschränkungen bei Rotationsbewegungen, wie z. B. Drehbewegung deines Arms beim Anziehen eines Pullovers oder beim Haarekämmen zu optimieren. Dabei soll deine Steifigkeit reduziert und deine Kraft gestärkt werden, damit du die Drehbewegung des Oberarms wieder beschwerdefrei ausführen kannst.

- Führe zuerst die Selbsteinschätzung für das Rotationsmuster durch, das dir die meisten Beschwerden verursacht hat, z. B. Anziehen eines Pullovers. Wenn du die reale Situation dazu nicht zur Verfügung hast, können die Bewegungsmuster auch in einem Als-ob-Bewegungsablauf getestet werden. Achte dann bitte auf ein möglichst „naturgetreues" Abbild [→S. 102].
- Pro Bewegungsrichtung bei den Übungen brauchst du 1, 2 oder 4 Sekunden, z. B. Rotation nach außen = 1 Sek., Rotation nach innen = 1 Sek.
- Beginne mit Übung 14, wiederhole sie so oft wie angegeben, beende sie und starte dann mit der nächsten Übung (Nr. 15).
- Erst wenn du alle 4 Übungen gemacht hast, wiederholst du das gesamte Funktionsprogramm A ein weiteres Mal.
- Führe nach Abschluss des 2. Durchgangs erneut die Selbsteinschätzung durch und dokumentiere sie [→S. 77].
- Wende das gesamte Programm jeden zweiten Tag einmal an, z. B. morgens, mittags oder abends.
- Führe das Funktionsprogramm A mindestens so lange durch, bis deine Funktionseinschränkung auf 2 oder weniger gesunken ist. Wechsle danach zum Funktionsprogramm D [→S. 116].

ZEITBEDARF

10 Minuten

HÄUFIGKEIT

alle 2 Tage

(z. B. morgens, mittags oder abends)

DAUER PRO BEWEGUNGSRICHTUNG

1, 2 oder 4 Sekunden

(z. B. Rotation nach außen = 1 Sek., Rotation nach innen = 1 Sek.)

WIEDERHOLUNGEN

2 Durchgänge

ZIEL BESCHWERDEINTENSITÄT

2 oder geringer

(wechsle danach zum Funktionsprogramm D)

HINWEISE

- → Bitte schaue dir die einzelnen Übungen genau an.
- → Lies bitte sorgfältig die Hinweise und mache dich *(ganz wichtig!)* **praktisch** mit den Übungen vertraut.
- → Führe dazu die Übung ein paarmal aus, sodass sich eine gewisse Vertrautheit und Routine einstellen und du die Programmführung anhand der Icons leicht nachvollziehen kannst.

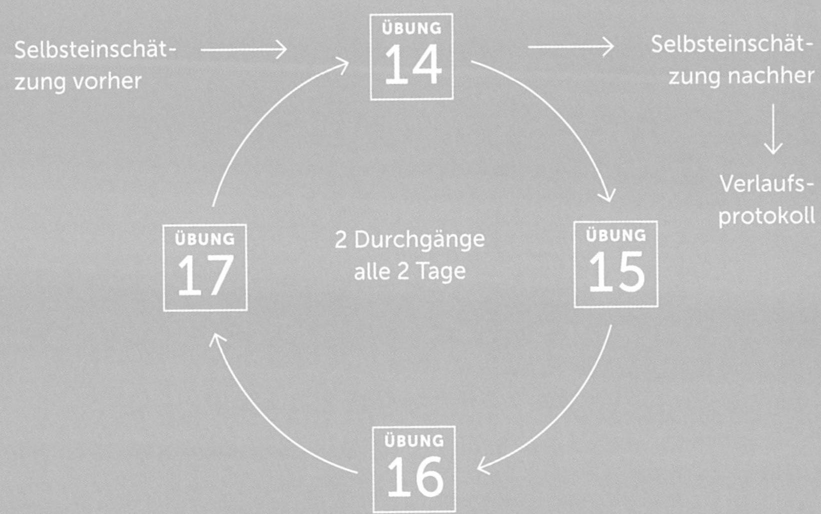

Funktionsprogramm A

Rotation

0 ▭ 10 Selbsteinschätzung zur Bewegungseinschränkung vorher

14 **Außenrotation – fortgeschrittene Variante**
12-mal li/re
Drehung nach oben: 1 Sekunde
Drehung nach unten: 1 Sekunde

15 **Innenrotation**
12-mal li/re
Drehung nach innen: 1 Sekunde
Drehung nach außen: 1 Sekunde

16 **Helikopter**
6-mal
Zurückführen: 4 Sekunden
Ausstrecken nach vorne: 4 Sekunden

17 **Kombinierte Rotationen**
12-mal
Anheben: 2 Sekunden
Abspreizen: 2 Sekunden
Absenken: 2 Sekunden

Starte den 2. Durchgang der 4 Übungen

0 ▭ 10 Selbsteinschätzung zur Bewegungseinschränkung nachher

Zeitbedarf ca. 10 Minuten

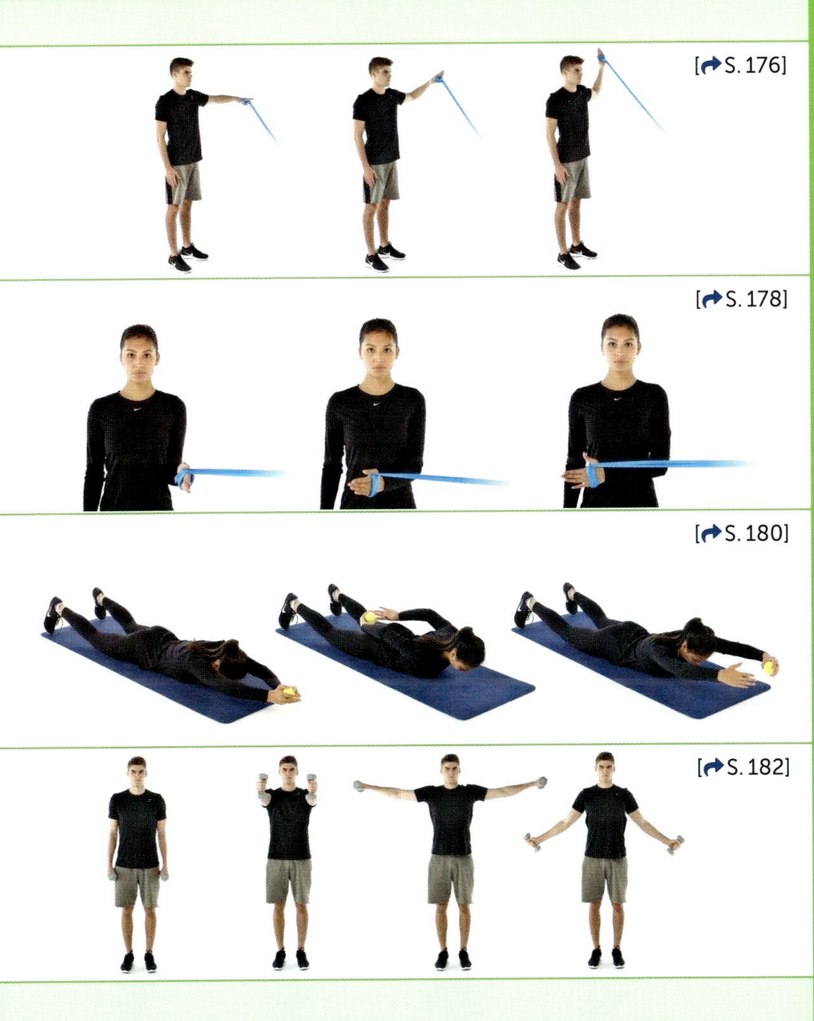

[→S. 176]

[→S. 178]

[→S. 180]

[→S. 182]

Funktionsprogramm B – Beugen und Strecken

Das Funktionsprogramm B reduziert deine Funktionseinschränkungen bei Beuge- und Streckbewegungen der Schulter. Als Beuge- und Streckbewegungen werden Stützaktivitäten und das Anheben des Arms bezeichnet. Hierzu zählen alltägliche Bewegungsmuster wie z. B. das Schieben eines Einkaufswagens, das Aufhängen von Wäsche oder das Öffnen deines Garagentors. Im Vordergrund stehen die Reduktion deiner Steifigkeit und die Verbesserung deiner Kraft.

- Führe zuerst die Selbsteinschätzung für das Beuge- und Streckmuster durch, das dir die meisten Beschwerden verursacht hat, z. B. das Überkopfarbeiten beim Aufhängen der Wäsche. Wenn du die reale Situation dazu nicht zur Verfügung hast, können die Bewegungsmuster auch in einem Als-ob-Bewegungsablauf getestet werden. Achte dann bitte auf ein möglichst „naturgetreues" Abbild [→S. 102].
- Pro Bewegungsrichtung bei den Übungen brauchst du eine Sekunde, z. B. Anheben = 1 Sek., Absenken = 1 Sek.
- Beginne mit Übung 6, wiederhole sie so oft wie angegeben, beende sie und starte dann mit der nächsten Übung (Nr. 7).
- Erst wenn du alle 8 Übungen gemacht hast, wiederholst du das gesamte Funktionsprogramm B ein weiteres Mal.
- Führe nach Abschluss des 2. Durchgangs erneut die Selbsteinschätzung durch und dokumentiere diese [→S. 77].
- Wende das gesamte Programm jeden zweiten Tag einmal an.
- Führe das Funktionsprogramm B mindestens so lange durch, bis deine Funktionseinschränkung beim Beugen und Strecken deiner Halswirbelsäule auf 2 oder weniger gesunken ist. Wechsle danach zum Funktionsprogramm D [→S. 116].

ZEITBEDARF

17 Minuten

HÄUFIGKEIT

alle 2 Tage

(z. B. morgens, mittags oder abends)

DAUER PRO BEWEGUNGSRICHTUNG

1 Sekunde

(z. B. Anheben = 1 Sek., Absenken = 1 Sek.)

WIEDERHOLUNGEN

2 Durchgänge

ZIEL BESCHWERDEINTENSITÄT

2 oder geringer

(wechsle danach zum Funktionsprogramm D)

HINWEISE

→ Bitte schaue dir die einzelnen Übungen genau an.
→ Lies bitte sorgfältig die Hinweise und mache dich *(ganz wichtig!)* **praktisch** mit den Übungen vertraut.
→ Führe dazu die Übung ein paarmal aus, sodass sich eine gewisse Vertrautheit und Routine einstellen und du die Programmführung anhand der Icons leicht nachvollziehen kannst.

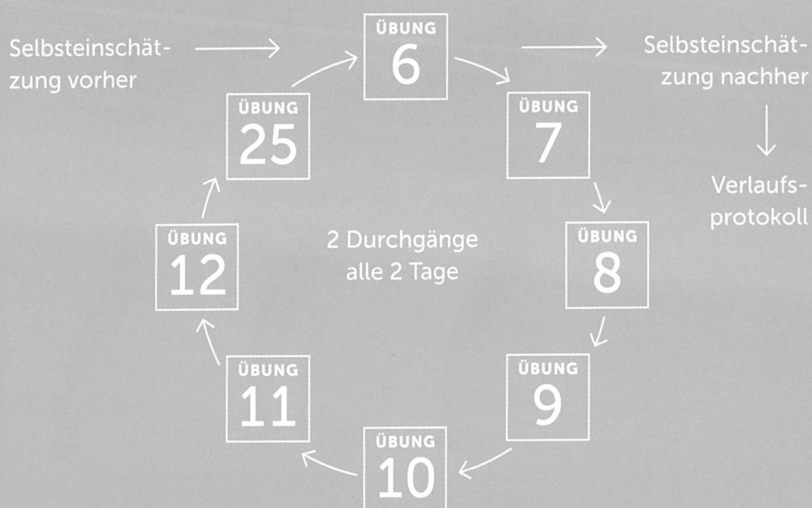

Funktionsprogramm B

Beugen/Strecken

0 – 10 Selbsteinschätzung zur Bewegungseinschränkung

6 **Liegendes Frontheben** [→ S. 160]
10-mal, Anheben: 1 Sek.
Zurückführen: 1 Sek.
Absenken: 1 Sek.

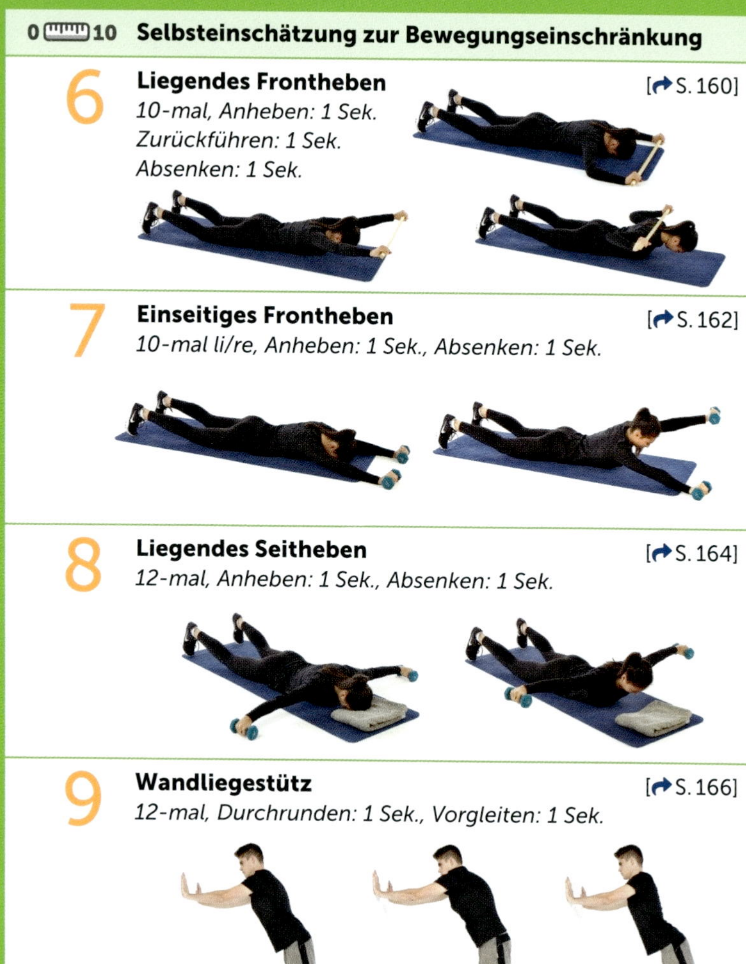

7 **Einseitiges Frontheben** [→ S. 162]
10-mal li/re, Anheben: 1 Sek., Absenken: 1 Sek.

8 **Liegendes Seitheben** [→ S. 164]
12-mal, Anheben: 1 Sek., Absenken: 1 Sek.

9 **Wandliegestütz** [→ S. 166]
12-mal, Durchrunden: 1 Sek., Vorgleiten: 1 Sek.

Zeitbedarf ca. 17 Minuten

10 **Rudern** [↗S. 168]

10-mal li/re, Anheben: 1 Sek., Absenken: 1 Sek.

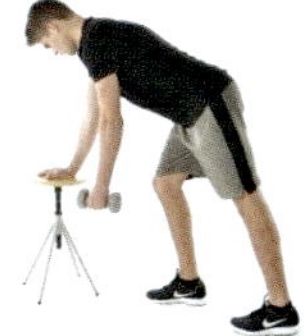
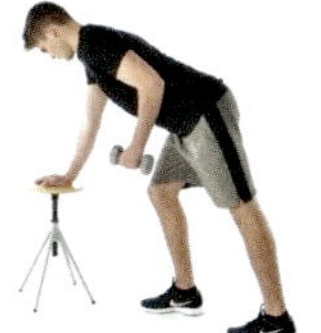
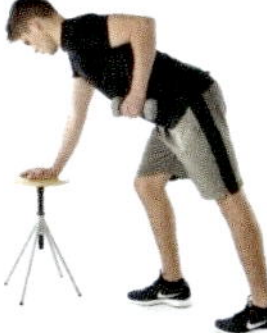

11 **Stehendes Seitheben** [↗S. 170]

12-mal
Anheben: 1 Sek.
Absenken: 1 Sek.

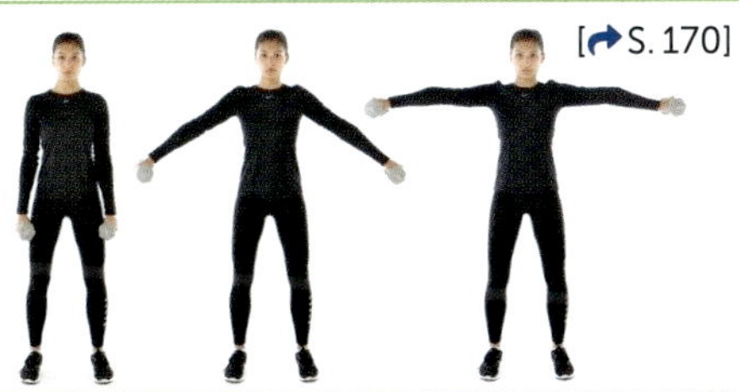

12 **Stehendes Frontheben** [↗S. 172]

12-mal
Anheben: 1 Sek.
Absenken: 1 Sek.

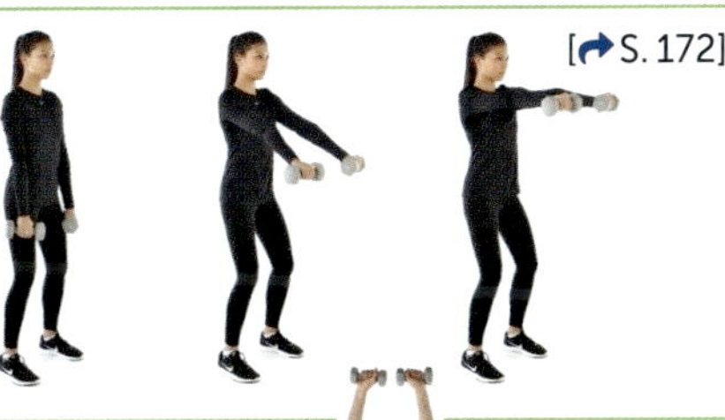

25 **Schulterdrücken** [↗S. 198]

10-mal
Hochdrücken: 1 Sek.
Absenken: 1 Sek.

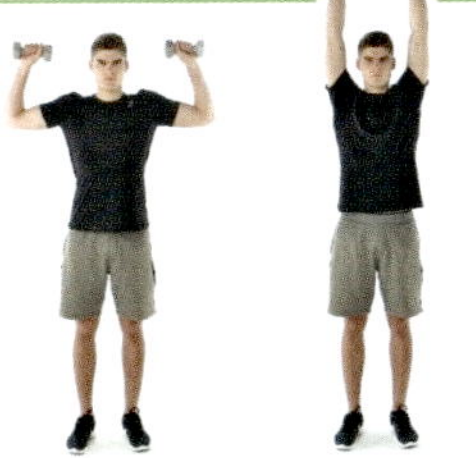

Starte den 2. Durchgang der 8 Übungen

0–10 **Selbsteinschätzung zur Bewegungseinschränkung**

Funktionsprogramm C – Statik und Ausdauer

Das Funktionsprogramm C hilft dir, deine Funktionseinschränkungen bei Statik- und Ausdauerbelastungen zu lindern. Hierzu zählen alltägliche Beanspruchungen, wie z. B. langandauerndes Heben der Arme beim Aufhängen von Gardinen oder Deckenanstrich, langes Abstützen beim Radfahren, Arbeiten am Schreibtisch mit der PC-Maus. Deine Ausdauerfähigkeit und deine statische Kraftfähigkeit werden verbessert.

- → Führe zuerst die Selbsteinschätzung für das Statik- und Ausdauermuster durch, das dir die meisten Beschwerden verursacht hat, ggf. in einem Als-ob-Bewegungsablauf oder indem du deine letzte konkrete Situation im Tagesgeschehen wie z. B. das Arbeiten mit der PC-Maus zur Bewertung heranziehst [➦S. 102].
- → Bei den Holdings hältst du eine Körperposition für längere Zeit. Die Holding-Durchgänge führst du bitte entsprechend der Beschreibung durch.
- → Beginne mit Übung 18, wiederhole sie so oft wie angegeben, beende sie und starte dann mit der nächsten Übung (Nr. 19).
- → Erst wenn du alle 6 Übungen gemacht hast, wiederholst du das gesamte Funktionsprogramm C ein weiteres Mal.
- → Führe nach Abschluss des 2. Durchgangs erneut die Selbsteinschätzung durch und dokumentiere sie [➦S. 77].
- → Wende das gesamte Programm jeden zweiten Tag einmal an, z. B. morgens, mittags oder abends.
- → Führe das Funktionsprogramm C mindestens so lange durch, bis deine Funktionseinschränkung auf 2 oder weniger gesunken ist. Wechsle danach zum Funktionsprogramm D [➦S. 116].

ZEITBEDARF

18 Minuten

HÄUFIGKEIT

alle **2** Tage

(z. B. morgens, mittags oder abends)

DAUER PRO BEWEGUNGSRICHTUNG

1–2 Sekunden

(z. B. Absenken = 1 Sek., Aufrichten = 1 Sek.)

WIEDERHOLUNGEN

2 Durchgänge

ZIEL BESCHWERDEINTENSITÄT

2 oder geringer

(wechsle danach zum Funktionsprogramm D)

HINWEISE

→ Bitte schaue dir die einzelnen Übungen genau an.

→ Lies bitte sorgfältig die Hinweise und mache dich *(ganz wichtig!)* **praktisch** mit den Übungen vertraut.

→ Führe dazu die Übung ein paarmal aus, sodass sich eine gewisse Vertrautheit und Routine einstellen und du die Programmführung anhand der Icons leicht nachvollziehen kannst.

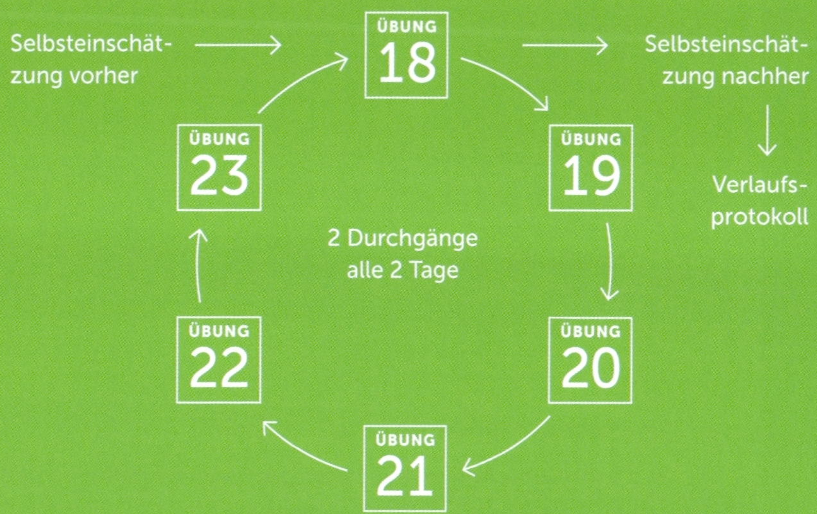

Funktionsprogramm C

Statik / Ausdauer

0 10	**Selbsteinschätzung zur Bewegungseinschränkung vorher**
18	**Stabilisationsübung** *1-mal* *Schwinge die Arme zügig für jeweils 20 Sekunden pro Teilbewegung*
19	**Gestaffelte Außenrotation** *1-mal li/re* *Steigere das Bewegungsausmaß schrittweise um 10 cm und halte die außenrotierte Armposition für jeweils 10 Sekunden*
20	**Gestaffelte Innenrotation** *1-mal li/re* *Steigere das Bewegungsausmaß schrittweise um 10 cm und halte die innenrotierte Armposition für jeweils 10 Sekunden*
21	**Liegestütz (Holding)** *1-mal* *Halte die Liegestützposition für 30 Sekunden*
22	**Ausfallschritt** *6-mal li/re* *Absenken: 2 Sekunden* *Aufrichten: 1 Sekunde*
23	**Kniebeuge** *10-mal* *Absenken: 1 Sekunde* *Aufrichten: 1 Sekunde*
	Starte den 2. Durchgang der 6 Übungen
0 10	**Selbsteinschätzung zur Bewegungseinschränkung nachher**

Zeitbedarf ca. 18 Minuten

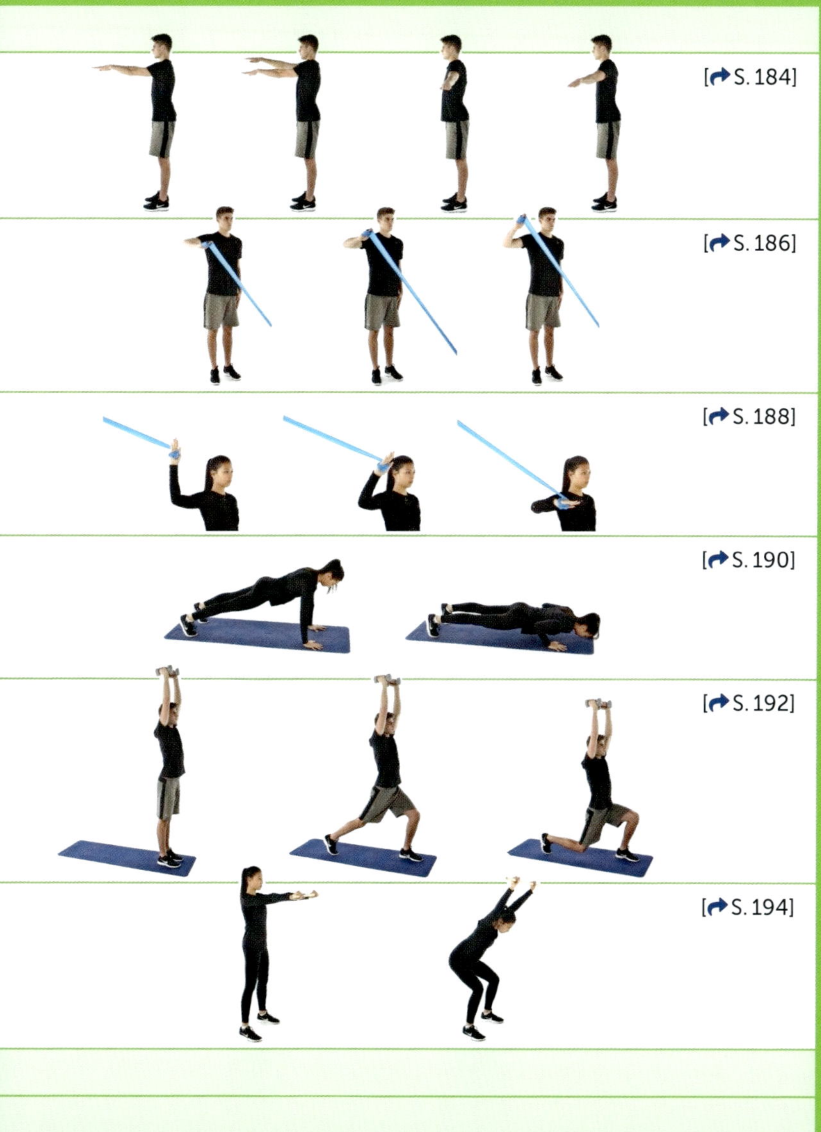

[➦S. 184]

[➦S. 186]

[➦S. 188]

[➦S. 190]

[➦S. 192]

[➦S. 194]

Funktionsprogramm D – Vorbeugung

Das Funktionsprogramm D ermöglicht dir eine nachhaltige Schultergesundheit. Wende es erst an, wenn deine Funktionsbeschwerden unter Niveau 2 gesunken sind oder du keine Beschwerden hast. Beachte hierfür deine Selbsteinschätzung [➦S. 102]. Der Schwerpunkt des Programms ist die langfristige Optimierung deiner Schulterbelastbarkeit durch den Aufbau von Beweglichkeit, Kraft, Koordination und Ausdauer.

- → Pro Bewegungsrichtung bei den Übungen brauchst du 1, 2 oder 4 Sekunden, z. B. Anheben = 1 Sek., Absenken = 1 Sek.
- → Beginne mit Übung 17, wiederhole sie so oft wie angegeben, beende sie und starte dann mit der nächsten Übung (Nr. 10).
- → Erst wenn du alle 10 Übungen gemacht hast, wiederholst du das gesamte Funktionsprogramm D zwei weitere Male.
- → Wende das gesamte Programm zweimal pro Woche an, z. B. dienstags und freitags.

Achtung: Eine häufigere Anwendung als hier empfohlen erhöht das Risiko einer Überlastung oder das Gefühl von Langeweile. Wenn du es zu selten anwendest, verringert sich die Effektivität. Führe das Programm also nach den Empfehlungen durch! Solltest du dennoch erneut spezifische Beschwerden spüren, führe eine entsprechende Selbsteinschätzung durch und wiederhole ggf. ein spezifisches Therapieprogramm aus diesem Ratgeber.

ZEITBEDARF

40 Minuten

HÄUFIGKEIT

2 mal pro Woche
(z. B. dienstags und freitags)

DAUER PRO BEWEGUNGSRICHTUNG

1, 2 oder 4 Sekunden
(z. B. Anheben = 1 Sek., Absenken = 1 Sek.)

WIEDERHOLUNGEN

3 Durchgänge

HINWEISE

- → Bitte schaue dir die einzelnen Übungen genau an.
- → Lies bitte sorgfältig die Hinweise und mache dich *(ganz wichtig!)* **praktisch** mit den Übungen vertraut.
- → Führe dazu die Übung ein paarmal aus, sodass sich eine gewisse Vertrautheit und Routine einstellen und du die Programmführung anhand der Icons leicht nachvollziehen kannst.
- → Neben der Anwendung dieses Programms solltest du auf deinen Lebensstil achten und die Mythen über Schulterschmerzen kennen. Du findest ausführliche Informationen hierfür im Kapitel „Lebensführung" [➦S. 60].

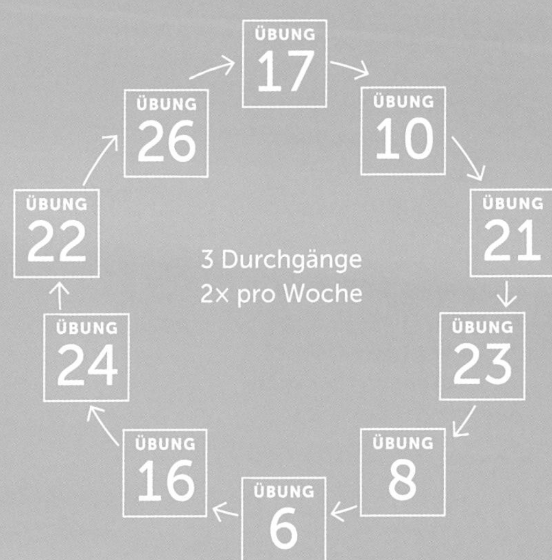

Funktionsprogramm D

Vorbeugung (Teil 1)

17 **Kombinierte Rotationen**
10-mal
Anheben: 2 Sekunden
Abspreizen: 2 Sekunden
Absenken: 2 Sekunden

10 **Rudern**
10-mal li/re
Anheben: 1 Sekunde
Absenken: 1 Sekunde

21 **Liegestütz (Holding)**
1-mal
Halten der Liegestützposition für 30 Sekunden

23 **Kniebeuge**
10-mal
Absenken: 1 Sekunde
Aufrichten: 1 Sekunde

8 **Liegendes Seitheben**
12-mal
Anheben: 1 Sekunde
Zurückführen: 1 Sekunde
Absenken: 1 Sekunde

Fortsetzung auf der folgenden Doppelseite

Zeitbedarf ca. 40 Minuten

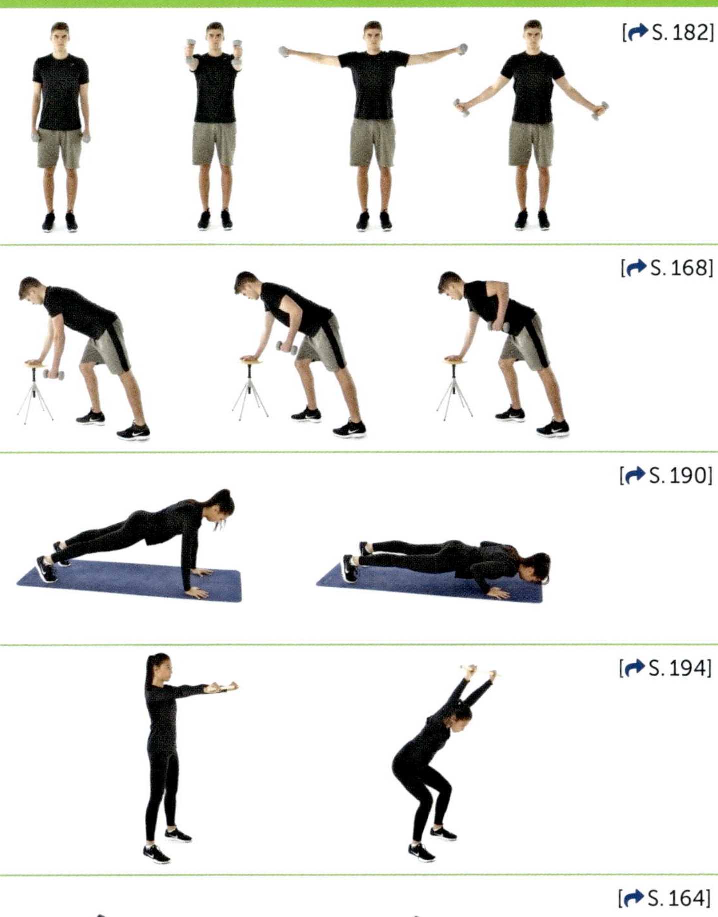

Funktionsprogramm D

Vorbeugung (Teil 2)

6 **Liegendes Frontheben**
10-mal li/re
Anheben: 1 Sekunde
Absenken: 1 Sekunde

16 **Helikopter**
5-mal
Zurückführen: 4 Sekunden
Ausstrecken nach vorne: 4 Sekunden

24 **Krabbeln**
1-mal
10 Schritte pro Richtung in eigenem Tempo

22 **Ausfallschritt**
6-mal li/re
Absenken: 2 Sekunden
Aufrichten: 1 Sekunde

26 **Erweitertes Schulterdrücken**
5-mal
Anheben:1 Sekunde
Hochdrücken: 1 Sekunde
Absenken: 1 Sekunde

Starte den 2. und 3. Durchgang der 10 Übungen

Zeitbedarf ca. 40 Minuten

[➦ S. 160]

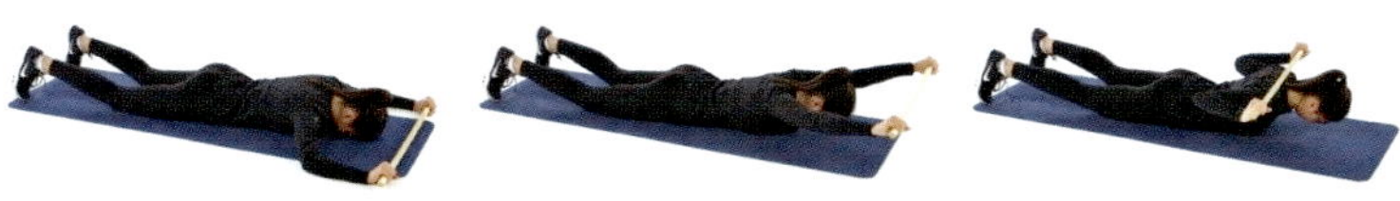

[➦ S. 180]

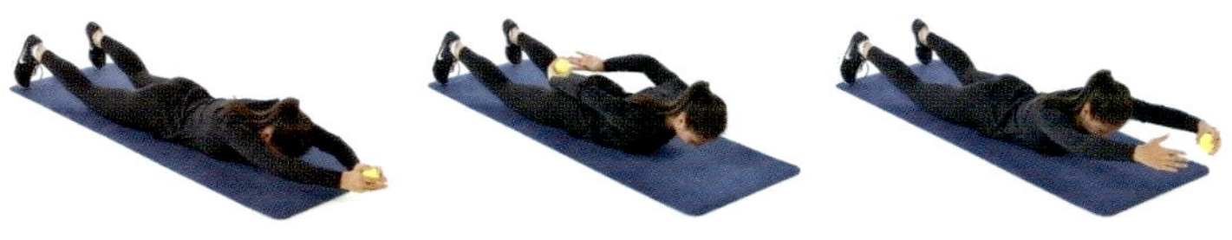

[➦ S. 196]

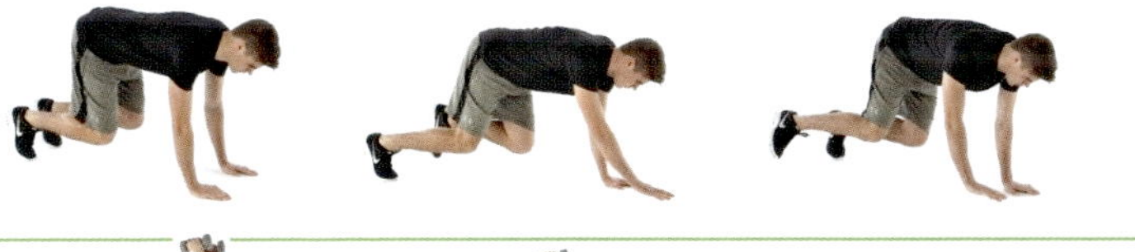

[➦ S. 192]

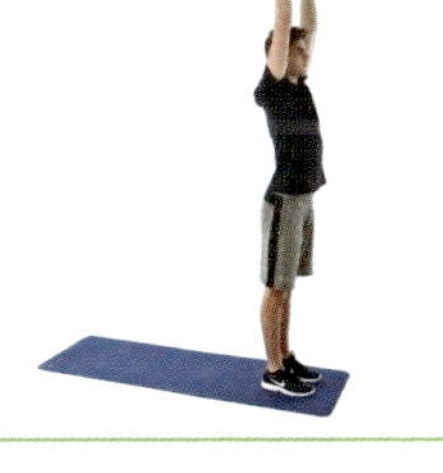
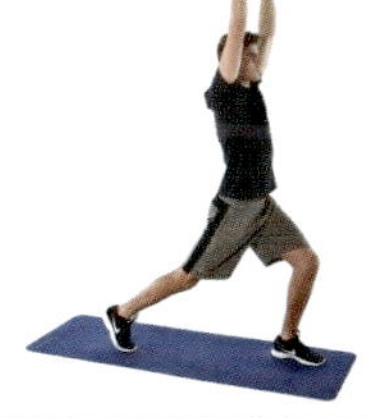
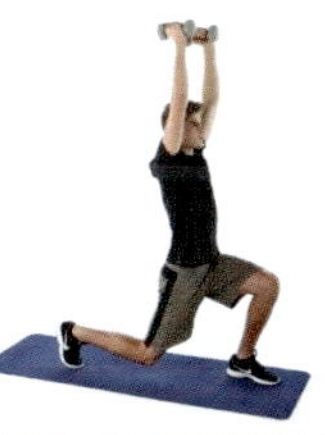

[➦ S. 200]

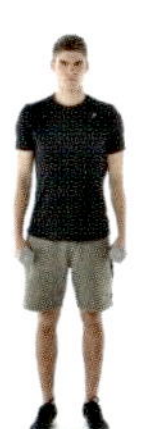
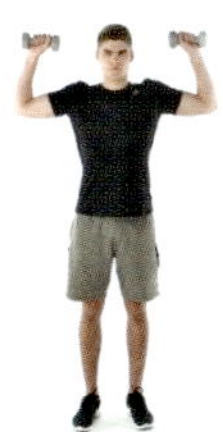
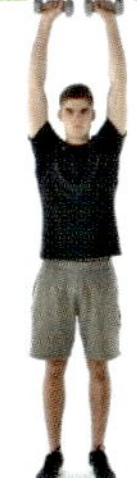

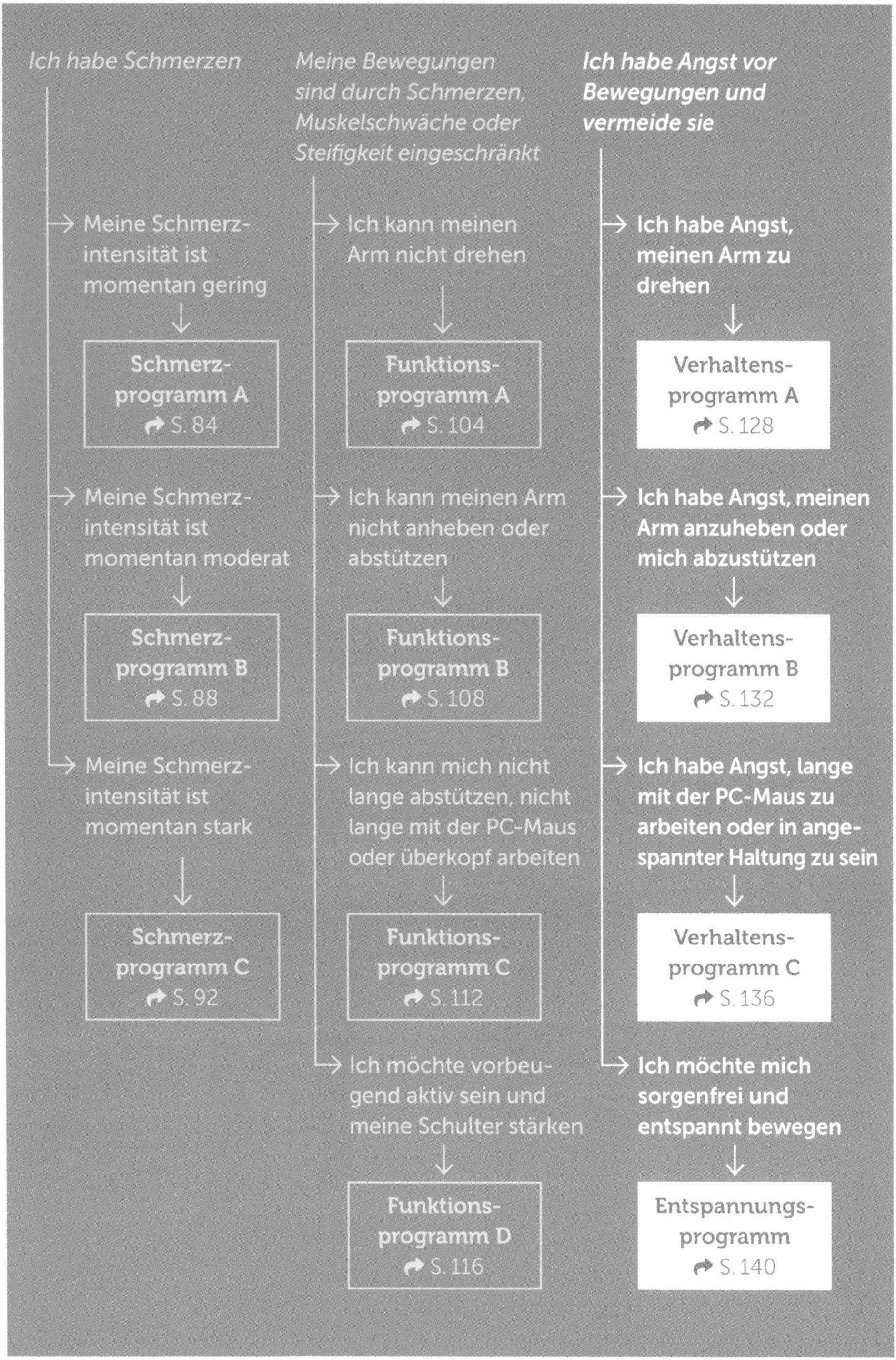

Ich habe Schmerzen

→ Meine Schmerzintensität ist momentan gering
↓
Schmerzprogramm A ↷ S. 84

→ Meine Schmerzintensität ist momentan moderat
↓
Schmerzprogramm B ↷ S. 88

→ Meine Schmerzintensität ist momentan stark
↓
Schmerzprogramm C ↷ S. 92

Meine Bewegungen sind durch Schmerzen, Muskelschwäche oder Steifigkeit eingeschränkt

→ Ich kann meinen Arm nicht drehen
↓
Funktionsprogramm A ↷ S. 104

→ Ich kann meinen Arm nicht anheben oder abstützen
↓
Funktionsprogramm B ↷ S. 108

→ Ich kann mich nicht lange abstützen, nicht lange mit der PC-Maus oder überkopf arbeiten
↓
Funktionsprogramm C ↷ S. 112

→ Ich möchte vorbeugend aktiv sein und meine Schulter stärken
↓
Funktionsprogramm D ↷ S. 116

Ich habe Angst vor Bewegungen und vermeide sie

→ **Ich habe Angst, meinen Arm zu drehen**
↓
Verhaltensprogramm A ↷ S. 128

→ **Ich habe Angst, meinen Arm anzuheben oder mich abzustützen**
↓
Verhaltensprogramm B ↷ S. 132

→ **Ich habe Angst, lange mit der PC-Maus zu arbeiten oder in angespannter Haltung zu sein**
↓
Verhaltensprogramm C ↷ S. 136

→ **Ich möchte mich sorgenfrei und entspannt bewegen**
↓
Entspannungsprogramm ↷ S. 140

Das Verhaltensprogramm

Stehen für dich Sorgen und Furcht vor der Ausführung von Bewegungen im Vordergrund, die mit der Belastung deiner Schulter einhergehen? Wenn ja, dann hilft dir das Verhaltensprogramm.

Das Verhaltensprogramm bezieht sich auf die psychische Verarbeitung deiner Sorgen und Ängste, die beim Gedanken an eine Belastung deiner Schulter hervorgerufen werden. Unter Belastung der Schulter verstehen wir die verschiedenen Bewegungsmuster, auf die du in deinem Alltag regelmäßig angewiesen bist, so z. B. das Heben von Einkaufstaschen, das Wischen des Küchenbodens oder das Abstützen deines Oberkörpers beim Radfahren. Aufgrund der Sorge vor Verletzungen oder Schmerzen kann es sein, dass du langfristig jede Form einer solchen Belastung vermeidest. Allein schon der Gedanke an Bewegungen oder Tätigkeiten, wie z. B. das Arbeiten am Schreibtisch, kann zu einer mentalen Blockade führen.

Die nachfolgenden Therapieprogramme sollen dir dazu verhelfen, das Selbstvertrauen aufzubauen, das du benötigst, um deine Schulter wieder vollständig belasten zu können. Deine Befürchtungen und Ängste werden dadurch reduziert und deine Belastbarkeit gesteigert. Ebenfalls sorgen sie dafür, dass du deine alltäglichen Belastungen durch z. B. gezielte Entspannungsmaßnahmen besser zu bewältigen lernst. Damit du für deine individuelle Beschwerdesituation ein passendes Verhaltensprogramm nutzen und deine Erfolge vergleichen kannst, benötigst du zu Beginn immer eine entsprechende Selbsteinschätzung [➦S. 70]. Je nach deiner Selbsteinschätzung wählst du eines der drei Programme (A, B, C). Die Einteilung erfolgt nach deiner Beschwerdeintensität.

Dein Weg zu mentaler Stärke und mehr Belastbarkeit **ist ein stufenweiser Prozess**, der sich über einen längeren Zeitraum erstrecken kann. Du bereitest also nicht nur deine Schulter, sondern dein gesamtes Verhalten Schritt für Schritt auf neue Belastungen und vor allem den Umgang mit Belastungen vor.

Bewegungsmuster

In deinem normalen Alltag führst du ständig unterschiedliche Bewegungsmuster durch, so z. B. das Hochdrücken des Garagentors, das Kämmen deiner Haare, das Wischen des Küchenbodens und viele mehr. Manchmal ist allein der Gedanke an ein solches Bewegungsmuster für dich bereits besorgniserregend. Du denkst z. B. vor dem Kämmen deiner Haare an die dabei notwendige Rotation deines Arms und befürchtest, dich dabei zu verletzen. Darum ist es wichtig, dass du dich mit den spezifischen Bewegungsmustern auseinandersetzt. So erhältst du die perfekte Grundlage, um deine Belastungsangst systematisch und zielorientiert zu überwinden. Wir haben drei Mustergruppen mit jeweils typischen Bewegungsmustern definiert.

Rotationsmuster

Das Rotationsmuster umfasst Drehbewegungen deines Oberarms und ist Bestandteil von vielen alltäglichen Aktivitäten. Oftmals werden Rotationen von Patienten als besorgniserregend empfunden, weil sie als strukturschädigend und schmerzauslösend gedeutet werden. Hier unsere drei Beispiele:

- → Haare kämmen
- → Etwas trinken
- → Pullover anziehen

Beuge- und Streckmuster

Das Beuge- und Streckmuster ist durch kraftaufwendige und oftmals häufig wiederkehrende bzw. länger andauernde Bewegungsmuster gekennzeichnet. „Streckmuster" umfassen das Abstützen des eigenen Körpers und das Wegdrücken verschiedener Gegenstände vom Körper. Das Schieben einer schweren Last, z. B. eines vollen Einkaufwagens, zählt zu diesem Bewegungsmuster. Unter dem Begriff „Beugemuster" sind Bewegungen zu verstehen, die eine Zugbelastung auf die Schulter erwirken, indem du z. B. deinen Arm vor oder seitlich deines Körpers anhebst. Auch das Anheben der Arme überkopf, wie beim Wäscheaufhängen oder Greifen von hochgestellten Gegenständen, gehören zu diesem Bewegungsmuster Der Kraftbedarf bei solchen Bewegungen wird oft mit einer enormen Belastung der Schultermuskulatur, der Sehnen und der Bänder gleichgesetzt. Es entsteht die falsche Annahme, dass die Belastung diese Strukturen schädigt. Beispiele hierfür sind:

- Überkopfarbeiten, z. B. Aufhängen der Wäsche
- Heben einer schweren Einkaufstasche
- Öffnen des Garagentors

Statik- und Ausdauermuster

Das Statik- und Ausdauermuster zeigt sich an langandauernden, bewegungsarmen Belastungen, die eine „statische" (konstante) Muskelbeanspruchung verlangen. Es entsteht dabei nicht selten die Überzeugung, dass langanhaltende Belastungen dieser Art sich zwangsläufig negativ auf die Anatomie der Schulter auswirken oder Verletzungen am Schultergelenk hervorrufen, was nicht den Fakten entspricht. Beispiele hierfür sind:

- Langes Überkopfarbeiten, z. B. beim Deckenanstrich
- Lange Arbeiten am Schreibtisch
- Langes Abstützen, z. B. beim Radfahren

Bestimmung des IST-Zustands und Auswahl deines Verhaltensprogramms

- Führe zunächst die Selbsteinschätzung durch, indem du bei allen neun Bewegungsmustern die Stärke deiner Belastungsängste beurteilst [S. 70].
- Beschreibe deine jeweilige Belastungsangst mit einer für dich zutreffenden Zahl zwischen **0** (keine Sorgen/Ängste) und **10** (maximale Sorgen/Ängste).
- Das Bewegungsmuster, vor dem du die größte Belastungsangst empfindest, bestimmt die Wahl deines Verhaltensprogramms – entweder Verhaltensprogramm A (Rotation), B (Beugen und Strecken) oder C (Statik und Ausdauer). Das Entspannungsprogramm dient dann nachrangig der Vorbeugung.
- Um die Entwicklung deiner Belastungsängste später besser überprüfen zu können, hebst du deine Selbsteinschätzungen auf [S. 77].

Erste Selbsteinschätzung der Belastungsangst für die Programmauswahl

Du hast z. B. Angst, dich beim Anziehen deines Pullovers am Schultergelenk zu verletzen und definierst diese mit **3** (Rotationsmuster). Dazu kommt die Sorge, durch das Anheben und Aufhängen deiner Wäsche Schmerzen zu provozieren, die du mit **4** definierst (Beuge- und Streckmuster). Außerdem hast du Angst, deinen Oberkörper beim Radfahren über längere Distanz abzustützen. Diese Angst bezifferst du mit **7** (Statik- und Ausdauermuster).

Somit musst du dich für Verhaltensprogramm C entscheiden, das genau zur Therapie dieser vorrangigen Belastungsangst (Statik- und Ausdauermuster) entwickelt wurde, d. h., die höchste Ziffer, die du bei deiner ersten Selbsteinschätzung vergibst, bestimmt die Programmwahl. Bei der Selbsteinschätzung im Trainingsverlauf, die

Rotationsmuster	0–10
Haare kämmen	
Etwas trinken	
Pullover anziehen	3
Beuge-/Streckmuster	**0–10**
Heben schwerer Gegenstände	
Überkopfarbeiten, z. B. Aufhängen der Wäsche	4
Drücken, z. B. Öffnen eines Garagentors	
Statik-/Ausdauermuster	**0–10**
Langes Überkopfarbeiten, z. B. beim Deckenanstrich	
Langes Arbeiten am Schreibtisch	
Langes Abstützen, z. B. beim Radfahren	7

Tab. 6 Patientenbeispiel zur Selbsteinschätzung der Belastungsangst. Die Furcht, durch Bewegungen Schäden oder Schmerzen der Schulter hervorzurufen, wird anhand von drei Mustergruppen erfasst.

du vor und nach jeder Durchführung des Übungsprogramms aufschreibst, überprüfst du dann immer genau deine Belastungsangst bei dem Bewegungsmuster, das mit der höchsten Punktzahl auch die Programmauswahl bestimmt hat – in diesem Fall das Radfahren.

⚠ Warnhinweis

Sollten sich deine Beschwerden und/oder Belastungsängste deutlich verschlechtern (Zunahme bis auf Stufe 8 oder mehr, siehe auch Warnzeichen S. 44), dann zögere nicht, umgehend ärztliche Hilfe in Anspruch zu nehmen. Manchmal sind Dinge doch komplizierter.

Verhaltensprogramm A – Belastungsangst „Rotation"

Das Verhaltensprogramm A ermöglicht es dir, deine Belastungsangst vor Rotationsbewegungen zu lindern, wie z. B. vor den Drehbewegungen des Arms beim Haarekämmen. Stufenweise soll sich dein Selbstvertrauen bei den Rotationsbewegungen, die dir Sorgen bereiten, verstärken.

- → Führe zuerst die Selbsteinschätzung zur Belastungsangst vor dem Rotationsmuster durch, das bei dir die meisten Ängste ausgelöst hat, z. B. das Kämmen der Haare [➦S. 127].
- → Wichtig ist, dass du im Verhaltensprogramm A deine Bewegungsgeschwindigkeit selbst bestimmst, um dich nicht selbst zu verunsichern – langsamer ist besser als schnell!
- → Beginne mit Übung 13, wiederhole sie so oft wie angegeben, beende sie und starte dann mit der nächsten Übung (Nr. 14).
- → Erst wenn du alle 5 Übungen gemacht hast, wiederholst du das gesamte Verhaltensprogramm A ein weiteres Mal.
- → Führe nach Abschluss des 2. Durchgangs erneut die Selbsteinschätzung durch – bewerte hierfür die Angst vor dem gleichen Rotationsmuster wie zu Beginn, z. B. das Kämmen der Haare.
- → Dokumentiere deine Selbsteinschätzung [➦S. 77].
- → Wende das gesamte Programm jeden zweiten Tag einmal an, z. B. entweder morgens, mittags oder abends.
- → Wenn deine Belastungsangst auf Stufe 2 oder weniger gesunken ist, kannst du zum Entspannungsprogramm wechseln, um deinen Erfolg langfristig zu halten [➦S. 140].

ZEITBEDARF

12 Minuten

HÄUFIGKEIT

alle 2 Tage

(z. B. morgens, mittags oder abends)

WIEDERHOLUNGEN

2 Durchgänge

ZIEL BESCHWERDEINTENSITÄT

2 oder geringer

(wechsle dann zum Entspannungsprogramm)

WICHTIG

Bestimme die Bewegungsgeschwindigkeit selbst

HINWEISE

→ Bitte schaue dir die einzelnen Übungen genau an.
→ Lies bitte sorgfältig die Hinweise und mache dich *(ganz wichtig!)* **praktisch** mit den Übungen vertraut.
→ Führe dazu die Übung ein paarmal aus, sodass sich eine gewisse Vertrautheit und Routine einstellen und du die Programmführung anhand der Icons leicht nachvollziehen kannst.
→ Auch solltest du auf deinen Lebensstil achten und die Mythen über Schulterschmerzen kennen [→S. 11].

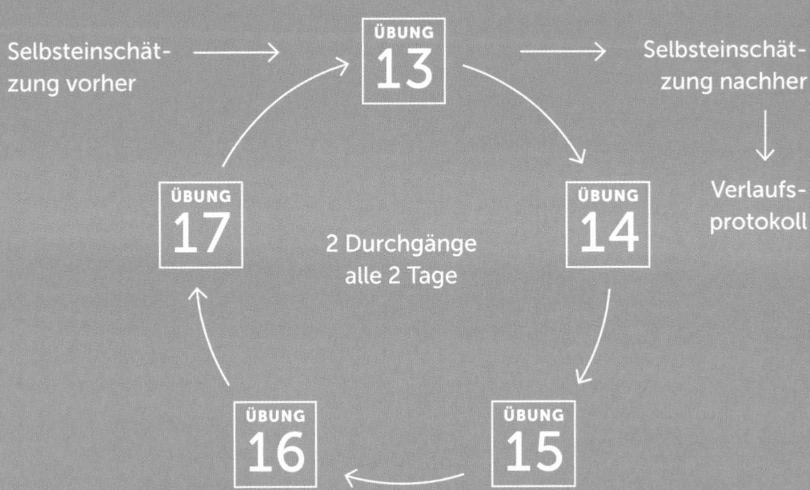

Verhaltensprogramm A

Belastungsangst „Rotation“

0 ▭ 10	**Selbsteinschätzung zur Belastungsangst vorher**
13	**Außenrotation – einfache Variante** *10-mal* *Versuche, die Ausführlichkeit deiner Bewegung sowie die An- und Entspannung deiner Schultermuskulatur mit geschlossenen Augen bewusst wahrzunehmen. Führe die Bewegung zunehmend weitläufiger aus.*
14	**Außenrotation – fortgeschrittene Variante** *10-mal li/re* *Führe die Bewegung zu Beginn in kleinem Ausmaß durch. Versuche, die Bewegung mit jeder Wiederholung größer werden zu lassen, und spüre, wie du immer weiterkommst.*
15	**Innenrotation** *10-mal li/re* *Führe die Bewegung mit jeder Wiederholung weitläufiger aus. Erst, wenn du mit dem Bewegungsausmaß zufrieden bist, behältst du das Bewegungsausmaß für die folgenden Wiederholungen bei.*
16	**Helikopter** *5-mal* *Versuche, die Bewegung mit jeder Wiederholung größer und fließender werden zu lassen, und spüre, wie du immer weiterkommst.*
17	**Kombinierte Rotationen** *5-mal* *Führe die Übung vor einem Spiegel stehend durch, damit du deinen Erfolg besser sehen und bewusst erleben kannst. Versuche, die Bewegung immer größer werden zu lassen.*
	Starte den 2. Durchgang der 5 Übungen
0 ▭ 10	**Selbsteinschätzung zur Belastungsangst nachher**

Zeitbedarf ca. 12 Minuten

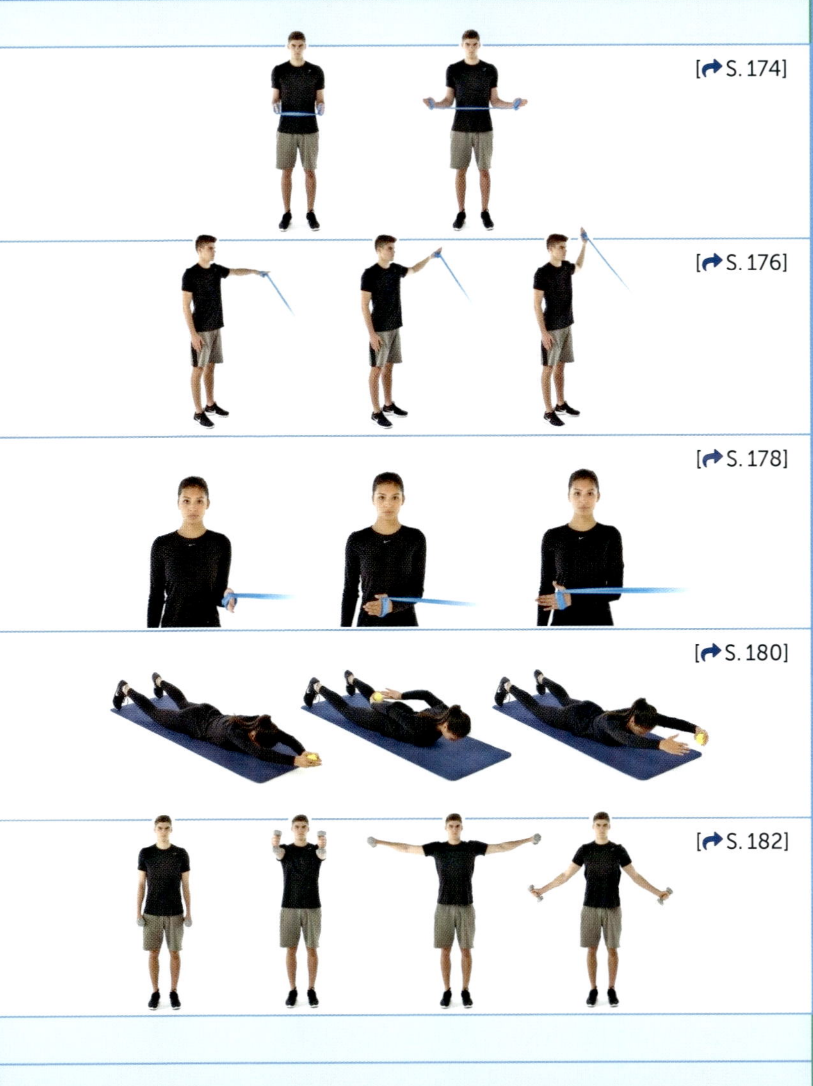

[➜ S. 174]

[➜ S. 176]

[➜ S. 178]

[➜ S. 180]

[➜ S. 182]

Verhaltensprogramm B – Belastungsangst „Beugen und Strecken"

Das Verhaltensprogramm B hilft dir, deine Belastungsangst bei Beuge- und Streckbewegungen deines Oberarms zu lindern, wie z. B. beim Anheben und Arbeiten mit den Armen überkopf. Stufenweise soll sich dein Selbstvertrauen bei den Beuge- und Streckbewegungen, die dir Sorgen bereiten, verstärken.

- Führe zuerst die Selbsteinschätzung zur Belastungsangst vor dem Beuge- und Streckmuster durch, das bei dir die meisten Ängste ausgelöst hat, z. B. das Arbeiten überkopf [➦S. 127].
- Wichtig ist, dass du im Verhaltensprogramm B deine Bewegungsgeschwindigkeit selbst bestimmst, um dich nicht selbst zu verunsichern – langsamer ist besser als schnell! Gleiches gilt für das Bewegungsausmaß. Versuche, die Bewegungen zunehmend größer werden zu lassen, sobald du dich mit dem erreichten Bewegungsausmaß sicher fühlst.
- Beginne mit Übung 6, wiederhole sie so oft wie angegeben, beende sie und starte dann mit der nächsten Übung (Nr. 8).
- Erst wenn du alle 5 Übungen gemacht hast, wiederholst du das gesamte Verhaltensprogramm B ein weiteres Mal.
- Führe nach Abschluss des 2. Durchgangs erneut die Selbsteinschätzung durch und dokumentiere sie [➦S. 77].
- Wende das gesamte Programm jeden zweiten Tag einmal an.
- Wenn deine Belastungsangst auf Stufe 2 oder weniger gesunken ist, kannst du zum Entspannungsprogramm wechseln, um deinen Erfolg langfristig zu halten [➦S. 140].

ZEITBEDARF

12 Minuten

HÄUFIGKEIT

alle 2 Tage

(z. B. morgens, mittags oder abends)

WIEDERHOLUNGEN

2 Durchgänge

ZIEL BESCHWERDEINTENSITÄT

2 oder geringer

(wechsle danach zum Entspannungsprogramm)

WICHTIG

Bestimme die Bewegungsgeschwindigkeit selbst!

HINWEISE

→ Bitte schaue dir die einzelnen Übungen genau an.
→ Lies bitte sorgfältig die Hinweise und mache dich *(ganz wichtig!)* **praktisch** mit den Übungen vertraut.
→ Führe dazu die Übung ein paarmal aus, sodass sich eine gewisse Vertrautheit und Routine einstellen und du die Programmführung anhand der Icons leicht nachvollziehen kannst.
→ Auch solltest du auf deinen Lebensstil achten und die Mythen über Schulterschmerzen kennen [➔S. 11].

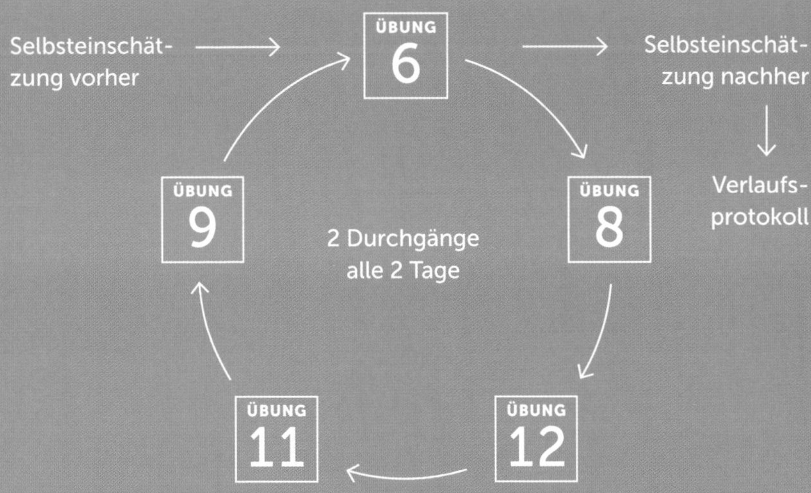

Verhaltensprogramm B

Belastungsangst „Beugen/Strecken“

0 10	**Selbsteinschätzung zur Belastungsangst vorher**
6	**Liegendes Frontheben (Holding)** *10-mal, letzter Durchgang: Position für 3 Ein- und Ausatemzüge halten und beim Ausatmen stufenweise weiter anheben. Versuche, die Ausführlichkeit deiner Bewegung sowie die An- und Entspannung deiner Schultermuskulatur mit geschlossenen Augen bewusst wahrzunehmen.*
8	**Liegendes Seitheben (Holding)** *10-mal, letzter Durchgang: Position für 3 Ein- und Ausatemzüge halten und beim Ausatmen stufenweise weiter anheben. Führe zu Beginn die Bewegung in kleinem Ausmaß durch. Versuche, die Bewegung mit jeder Wiederholung größer werden zu lassen, und spüre, wie du immer weiterkommst.*
12	**Stehendes Frontheben (Holding)** *10-mal, letzter Durchgang: Position für 3 Ein- und Ausatemzüge halten.* *Schließe die Augen und führe die Bewegung mit jeder Wiederholung weitläufiger aus. Versuche, die An- und Entspannung deiner Schultermuskulatur bewusst wahrzunehmen.*
11	**Stehendes Seitheben (Holding)** *10-mal, letzter Durchgang: Position für 3 Ein- und Ausatemzüge halten.* *Führe die Übung vor einem Spiegel stehend durch, damit du deinen Erfolg besser sehen und bewusst erleben kannst. Arbeite dich mit jeder Wiederholung näher an das volle Bewegungsausmaß heran.*
9	**Wandliegestütz** *10-mal* *Schließe die Augen und führe die Bewegung mit jeder Wiederholung weitläufiger aus. Versuche, die An- und Entspannung deiner Schultermuskulatur bewusst wahrzunehmen.*
	Starte den 2. Durchgang der 5 Übungen
0 10	**Selbsteinschätzung zur Belastungsangst nachher**

Zeitbedarf ca. 12 Minuten

[➦ S. 160]

[➦ S. 164]

[➦ S. 172]

[➦ S. 170]

[➦ S. 166]

Verhaltensprogramm C – Belastungsangst „Statik und Ausdauer“

Das Verhaltensprogramm C reduziert deine Belastungsangst bei statischen und ausdauernden Beanspruchungen deiner Schulter, wie z. B. langandauerndes Abstützen beim Radfahren oder längeres Arbeiten am PC-Arbeitsplatz. Dein Selbstverstrauen soll sich stufenweise bei diesen Beanspruchungen, die dir Sorgen bereiten, verstärken.

- → Führe zuerst die Selbsteinschätzung zur Belastungsangst vor dem Statik- und Ausdauermuster durch, das bei dir die meisten Ängste ausgelöst hat, z. B. langes Arbeiten am PC-Arbeitsplatz [➦S. 127].
- → Wichtig ist, dass du im Verhaltensprogramm C deine Bewegungsgeschwindigkeit selbst bestimmst, um dich nicht selbst zu verunsichern – langsamer ist besser als schnell!
- → Beginne mit Übung 6, wiederhole sie so oft wie angegeben, beende sie und starte dann mit der nächsten Übung (Nr. 8).
- → Erst wenn du alle 6 Übungen gemacht hast, wiederholst du das gesamte Verhaltensprogramm C zwei weitere Male.
- → Führe nach Abschluss des 3. Durchgangs erneut die Selbsteinschätzung durch und dokumentiere sie [➦S. 77].
- → Wende das gesamte Programm jeden zweiten Tag einmal an, z. B. entweder morgens, mittags oder abends.
- → Wenn deine Belastungsangst auf Stufe 2 oder weniger gesunken ist, kannst du zum Entspannungsprogramm wechseln, um deinen Erfolg langfristig zu halten [➦S. 140].

ZEITBEDARF

30 Minuten

HÄUFIGKEIT

alle 2 Tage
(z. B. morgens, mittags oder abends)

WIEDERHOLUNGEN

3 Durchgänge

ZIEL BESCHWERDEINTENSITÄT

2 oder geringer
(wechsle danach zum Entspannungsprogramm)

WICHTIG

Bestimme deine Bewegungsgeschwindigkeit selbst – langsamer ist besser als schnell!

HINWEISE

→ Bitte schaue dir die einzelnen Übungen genau an.
→ Lies bitte sorgfältig die Hinweise und mache dich *(ganz wichtig!)* **praktisch** mit den Übungen vertraut.
→ Führe dazu die Übung ein paarmal aus, sodass sich eine gewisse Vertrautheit und Routine einstellen und du die Programmführung anhand der Icons leicht nachvollziehen kannst.

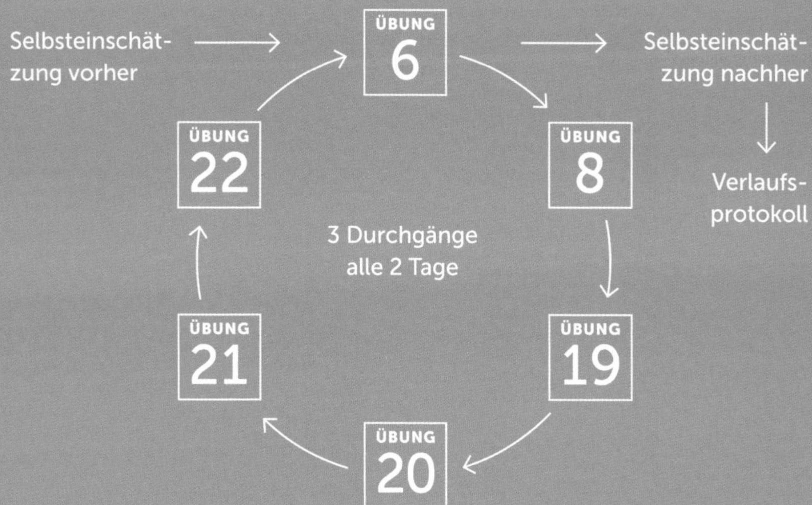

Verhaltensprogramm C

Belastungsangst „Statik/Ausdauer"

0–10	**Selbsteinschätzung zur Belastungsangst vorher**
6	**Liegendes Frontheben (Holding)** *1-mal 10 Sek., 1-mal 15 Sek., 1-mal 20 Sek. halten* *Arbeite dich mit jeder Wiederholung etwas näher an das volle Bewegungsausmaß heran und halte die Arme in der Position, die dir keine Angst bereitet. Spüre, wie du die Bewegung immer weitläufiger durchführen kannst.*
8	**Liegendes Seitheben (Holding)** *1-mal 10 Sek., 1-mal 15 Sek., 1-mal 20 Sek. halten* *Versuche, die Bewegung mit jeder Wiederholung weitläufiger werden zu lassen. Hebe die Arme so weit an, wie du dich sicher fühlst, und halte sie in der Position, die dir keine Angst bereitet.*
19	**Gestaffelte Außenrotation** *1-mal 10 Sek., 1-mal 15 Sek., 1-mal 20 Sek. halten* *Arbeite dich mit jedem Durchgang etwas näher an das volle Bewegungsausmaß heran. Steigere die Haltedauer mit jeder Runde um 5 Sek. und spüre, wie das Halten zunehmend leichter fällt.*
20	**Innenrotation (Holding)** *1-mal 10 Sek., 1-mal 15 Sek., 1-mal 20 Sek. halten* *Versuche, mit jedem Durchgang die Bewegung größer werden zu lassen. Steigere die Haltedauer mit jeder Runde um 5 Sek. und spüre, wie das Halten zunehmend leichter fällt.*
21	**Liegestütz (Holding)** *1-mal 10 Sek., 1-mal 15 Sek., 1-mal 20 Sek. halten* *Versuche, während der Liegestütz das Gesicht zu entspannen und den Atem fließen zu lassen. Spüre, wie das Halten zunehmend leichter fällt.*
22	**Ausfallschritt** *6-mal li/re* *Hebe deine Arme so weit an, wie du dich sicher fühlst. Versuche, während des Ausfallschritts die Schulterblätter nach unten zu drücken und ruhig weiter zu atmen.*
	Starte 2 weitere Durchgänge der 6 Übungen
0–10	**Selbsteinschätzung zur Belastungsangst nachher**

Zeitbedarf ca. 30 Minuten

[➦S. 160]

[➦S. 164]

[➦S. 186]

[➦S. 188]

[➦S. 190]

[➦S. 192]

Das Entspannungs-programm

Dieses Programm enthält drei Atem- und Mobilisationsübungen und hilft dir, dich und dein Nervensystem zu entspannen. Du fühlst dich häufig übermotiviert, dauerhaft gestresst oder angespannt? Dann nutze dieses Programm, um Zeit mit dir in Ruhe zu verbringen und deinen Körper besser spüren zu lernen. Die damit einhergehende, stufenweise Reduktion deiner mentalen Anspannung merkst du z. B. daran, dass du wieder besser schlafen und wichtige Aktivitäten des alltäglichen Lebens konzentrierter ausführen kannst.

- → Wichtig ist, dass du im Entspannungsprogramm deine Bewegungsgeschwindigkeit selbst bestimmst, um dich nicht selbst zu verunsichern – langsamer ist besser als schnell!
- → Beginne mit Übung 2, wiederhole sie so oft wie angegeben, beende sie und starte dann mit der nächsten Übung (Nr. 3).
- → Erst wenn du alle 3 Übungen gemacht hast, wiederholst du das gesamte Entspannungsprogramm zwei weitere Male.
- → Wende das gesamte Programm jeden zweiten Tag einmal an, z. B. entweder morgens, mittags oder abends.
- → Du kannst das Programm so lange durchführen, wie es dir zur Entspannung hilft.
- → Falls du weitere Beschwerden verspürst (Schmerzen, Steifigkeit, Schwäche, Belastungsangst), solltest du das entsprechende Programm dazu ebenfalls durchführen [➦S. 70].
- → Anregungen für alternative Entspannungstechniken findest du auf der nachfolgenden Doppelseite.

ZEITBEDARF

20 Minuten

HÄUFIGKEIT

alle 2 Tage oder nach Bedarf (z. B. morgens, mittags oder abends)

WIEDERHOLUNGEN

3 Durchgänge

WICHTIG

→ Bestimme deine Bewegungsgeschwindigkeit selbst – langsamer ist besser als schnell!

HINWEISE

→ Bitte schaue dir die einzelnen Übungen genau an.
→ Lies bitte sorgfältig die Hinweise und mache dich *(ganz wichtig!)* **praktisch** mit den Übungen vertraut.
→ Führe dazu die Übung ein paarmal aus, sodass sich eine gewisse Vertrautheit und Routine einstellen und du die Programmführung anhand der Icons leicht nachvollziehen kannst.

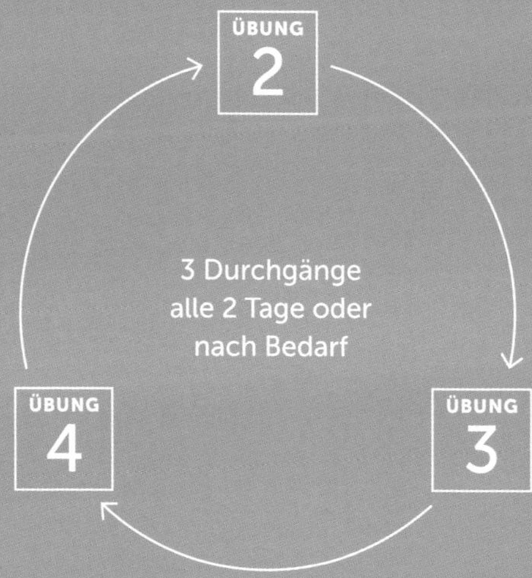

Entspannungsprogramm

Atem- und Mobilisationsübungen

2 **Gleitende Mobilisation (mit Atemtechnik)**
10-mal
Atme beim Vorgleiten der Arme 5 Sekunden ein und beim Zurückgleiten 5 Sekunden aus. Schließe die Augen und versuche, die Bewegungsgeschwindigkeit an die Atmung anzupassen. Spüre, wie die Bewegung immer fließender wird.

3 **Kanufahren (mit Atemtechnik)**
6-mal li/re
Atme beim Anheben der Arme 5 Sekunden ein und beim Absenken 5 Sekunden aus. Schließe die Augen und spüre der Bewegung nach. Versuche, die Bewegungsgeschwindigkeit an deinen Atem anzupassen.

4 **Brustmuskeldehnung (mit Atemtechnik)**
1-mal li/re
Halte zunächst die Dehnposition für 15 Sekunden. Atme anschließend dreimal langsam ein und aus. Verstärke die Dehnung während der Ausatmung, indem du den Oberkörper weiter nach vorne verlagerst und von der Wand wegdrehst.

Starte 2 weitere Durchgänge der 3 Übungen

Alternativen zur Entspannung
Alternativen zum Entspannungsprogramm sind z. B. das autogene Training oder die progressive Muskelrelaxation nach Jacobsen (PMR). Auch Meditationsübungen oder Gedanken- bzw. Traumreisen stellen wirkungsvolle Entspannungstechniken dar. Anleitungen hierzu finden sich reichlich im Internet, in Büchern oder auf Seminaren. Diese oder ergänzende alltagstaugliche Methoden verlangen kaum mehr Zeitaufwand als unser Entspannungsprogramm, sollten in einer ähnlichen Häufigkeit angewendet werden und sind überall durchführbar. Weitere alltagstaugliche Entspannungvarianten, für die du keine neue Techniken erlernen musst und deshalb direkt im Alltag nutzen kannst, sind z. B. Spaziergänge in der Natur oder ruhigen

Zeitbedarf ca. 20 Minuten

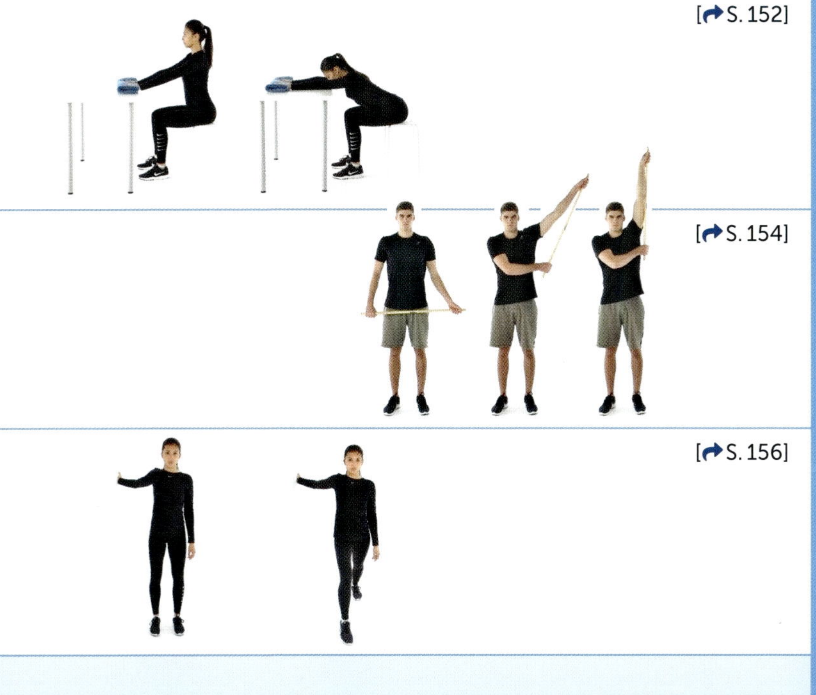
[S. 152]
[S. 154]
[S. 156]

Gegenden, Thermalbadbesuche, das Genießen von Musik des persönlichen Geschmacks und viele ähnliche Aktivitäten, die dir nach deinem Empfinden guttun. Wichtig ist lediglich ihre regelmäßige Durchführung. Insbesondere in stressbelasteten Situationen solltest du aus Zeitmangel oder Erschöpfung nicht auf sie verzichten – genau in diesen Momenten sind sie am wertvollsten für dich! Solltest du bei einer Aktivität, die dir durch den Kopf geht, unsicher sein, kannst du natürlich gern auf unser bewährtes Mittel der Selbsteinschätzung zurückgreifen, um vor und nach der besagten Aktivität den Grad deiner An- bzw. Entspannung bewusst wahrzunehmen und zu vergleichen.

Die Übungen

Die Übungen

Im Folgenden zeigen wir dir 26 Übungen. Diese werden in den verschiedenen bereits vorgestellten Übungsprogrammen miteinander kombiniert. Schaue dir vor der Durchführung des jeweiligen Programms die einzelnen Übungen genau an. Mache dich mit ihnen vertraut und präge dir die Abläufe ein. Die Übungen sind nicht schwer. Jeder sollte sie unabhängig von seinem Trainingszustand ausführen können.

Die **ÜBUNGEN 1–6** richten sich an die bewusste Bewegungsansteuerung, Bewegungswahrnehmung und Beweglichkeit.

Zu wissen und zu spüren, welcher Muskel welches Körperteil bewegt, ist genauso relevant wie die Beweglichkeit an sich. Wenn du die Muskelanspannung bei einer Bewegung spürst, ist es dir möglich, deine Bewegungen viel gezielter auszuführen. Dadurch verminderst du das Risiko von Überlastungen und wirst nicht durch eine Steifigkeit ausgebremst.

Die **ÜBUNGEN 7–20** vermitteln Bewegungskontrolle und leichte Kräftigung.

Nicht deine Kraft wird hier primär gefordert, sondern dein Nervensystem. Dieses plant und steuert die Genauigkeit, die Vielseitigkeit und die Ausführlichkeit deiner Bewegungen. Zudem beeinflusst es deine Schmerzen. Wenn du es beruhigst (entspannst), nehmen deine Schmerzen ab.

Die **ÜBUNGEN 21–26** fördern deine Kraft und deine Koordination.

Natürlich benötigst du auch Kraft, um die Beschwerden deiner Schulter zu bewältigen. Ohne Kraft erhältst du auch keine Stabilität. Beides ist nötig, um den Alltag erfolgreich zu meistern. Aber die Kraft, einen Widerstand zu überwinden (z. B. das Heben eines schweren Gegenstands oder das Halten der Arme auf Schulterniveau) reicht nicht aus. Du musst dein Schultergelenk auch gezielt bewegen können (Koordination). Einige der Übungen wirken auf deine Rumpf- und Brustmuskulatur. Der Grund hierfür liegt in der starken Notwendigkeit dieser Muskelgruppen für die Bewältigung alltäglicher Bewegungsmuster. So merkst du z. B. beim Heben eines Gegenstands, dass du deinen Rücken streckst, wenn du die Last vom Boden nach oben ziehst. Außerdem gehen Bewegungen der Arme mit Bewegungen der Wirbelsäule einher, z. B. streckt sich deine Brustwirbelsäule beim Anheben der Arme. Genauso verläuft es mit der Brustmuskulatur. Sie ist in manchen Bewegungsmustern, die von der Schulter ausgehen, maßgeblich involviert, z. B. muss sich die Brustmuskulatur beim Abstützen oder Drücken anspannen und deine Arme in Position halten.

Die Variationen der **ÜBUNGEN 2–4** mit Atemtechnik sind Entspannungsübungen.

Zur Entspannung deines Nervensystems stellen wir dir Mobilisations- und Atemübungen vor. Mithilfe der Mobilisationsübungen regulierst du dein Nervensystem vom Zustand der Anspannung in den Zustand der Entspannung. In der medizinischen Fachsprache heißt der für die Entspannung zuständige Teil deines Nervensystems „Parasympathikus“ und der für die Anspannung zuständige Teil „Sympathikus“. Wenn du dich z. B. streckst, fühlst du dich direkt danach entspannter. Um diesen Effekt zu steigern und vor allem andauernder zu gestalten, nutzen wir die entsprechenden Mobilisationsübungen. Auch über die gezielte Atmung entspannst du dein Nervensystem, was zu einer Reduktion deiner Schmerzen führt. Im Vergleich zu anderen Funktionen des vegetativen Nervensystems, wie z. B. der Magen-Darm-Tätigkeit, ist die Atmung bewusst steuerbar (Reilly & Moore 2003, Russo et al. 2017, Stanley et al. 2013). Du kannst mit deinen Gedanken deine Atmung steuern. Genauso hat deine bewusste Atmung wiederum einen Effekt auf das Gehirn und dadurch auch auf dein gesamtes Nervensystem. Jetzt wird es etwas kompliziert: Die Herzfrequenz wird vom Sinusknoten, deinem physiologischen „Herzschrittmacher", kontrolliert (Reilly & Moore 2003). Der Sinusknoten wird wiederum vom Parasympathikus (entspannender Teil des Nervensystems) und vom Sympathikus (anspannender Teil des Nervensystems) stimuliert. Der Parasympathikus senkt die Herzfrequenz, der Sympathikus lässt sie ansteigen. Über den Nervus vagus werden die entspannenden Aktionen des Parasympathikus weitergeleitet. So erfährst du eine Abnahme deiner Herzfrequenz und beginnst, in einen entspannteren Zustand zu wechseln (Reilly & Moore 2003). Ideal dabei ist das langsame und kontrollierte Einatmen durch die Nase und das Ausatmen durch den Mund.

⚠ Merke und beachte!

Nicht die einmalige Intensität einer Therapie oder eines Trainingsprogramms erzielt den Erfolg bei Schulterbeschwerden, sondern die Häufigkeit, die einfache Umsetzung und die zielgerichtete Durchführung – ein Aspekt, der auch unter medizinischen Fachleuten leider oft zu wenig beachtet wird.

Für alle Übungen gilt:

- → Achte auf die schmerzfreie Ausführung
- → Führe die Übung in einer ruhigen Umgebung durch
- → Wiederhole die Übungen so oft wie angegeben

Die Pluspunkte unseres Selbstbehandlungskonzepts

- Die Übungen der Therapieprogramme sind so konzipiert, dass sie ohne große Aufwände nahezu an jedem Ort durchführbar sind. Demnach spielt es keine Rolle, ob du dich zu Hause im Wohnzimmer oder in einem Fitnessstudio befindest. Der entscheidende Vorteil für die Therapieeffektivität ist dadurch gewährleistet.
- Damit du dich selbst erfolgreich und vor allem nachhaltig therapieren kannst, musst du die Übungen regelmäßig ausführen. Es bringt dir nichts, Mitgliedsbeiträge für Rehabilitations- oder Fitnessstudios oder entsprechende Kursveranstaltungen zu bezahlen, die du dann einmal in der Woche besuchst.
- Der Zeitaufwand, den du für die Umsetzung der Therapieprogramme benötigen wirst, ist relativ gering. Dieser Punkt ist essenziell!
- Wenn du weder in Kurzhanteln noch in ein Fitnessband investieren möchtest, führe die Übungen ohne diese Hilfsmittel durch. Dies wäre nicht der optimale Weg, aber dennoch ausreichend.

1 Armpendel

Muskelaktivität und Bewegungsrichtung

- Passives Vor- und Zurückschwingen des Arms. Diese Übung dient vorrangig zur Mobilisation deines Schultergelenks
- Dauer: Führe die Übung langsam in deinem eigenen Tempo durch

Spezifische Hinweise

- Bei dieser Übung ist eine ruhige Bewegungsausführung wichtig. Versuche, die Schulter und den Arm vollkommen zu entspannen, sodass der Arm locker mitschwingt
- Für diese Übung benötigst du einen Stuhl. Zusätzlich kannst du als Zusatzgewicht eine leichte Kurzhantel oder eine gefüllte Wasserflasche nutzen, um die Mobilisation zu verstärken

Deine Ausgangsposition

1 Du beginnst im hüftbreiten Stand auf der linken Seite des Stuhls. 2 In der linken Hand hältst du eine Kurzhantel. 3 Stelle das rechte Bein einen Schritt nach vorne. 4 Neige den Oberkörper nach vorne, um dich mit der rechten Hand auf dem Stuhl abzustützen. 5 Entspanne deine linke Schulter und halte den linken Arm gestreckt.

Deine Bewegungsausführung

Phase 1: 6 Wippe mit deinem Oberkörper vor und zurück. 7 Entspanne gleichzeitig deinen linken Arm und deine Schulter, sodass der linke Arm durch die Bewegung des Oberkörpers vor- und zurückschwingt. *Phase 2:* 8 Kombiniere die vor- und rückwärts gerichtete Bewegung des Oberkörpers mit einer seitlichen, sodass dein Arm kreisförmig mitschwingt. Wiederhole die Übung anschließend auf der rechten Seite.

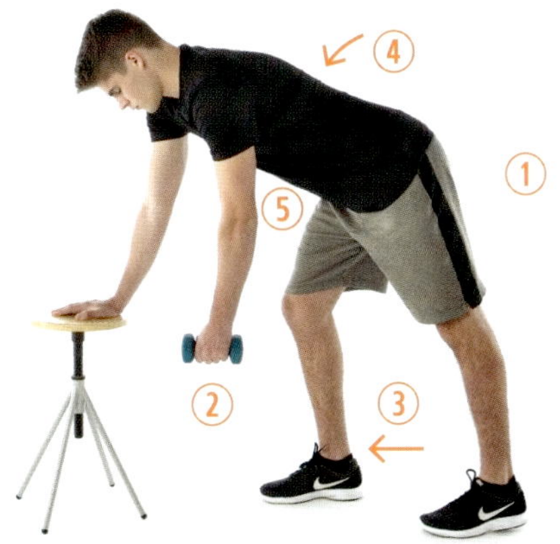

Ausgangsposition

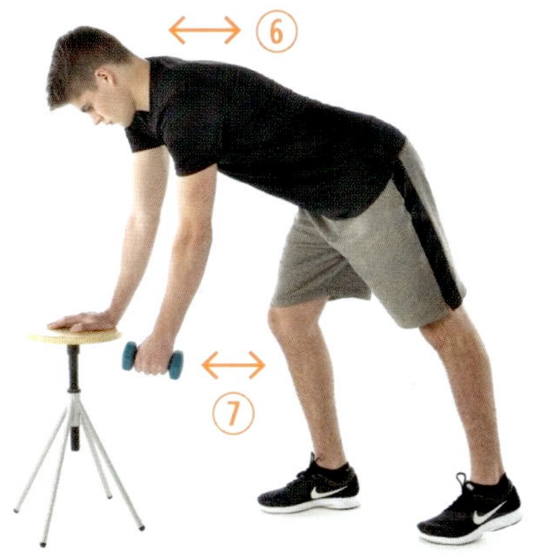

Phase 1

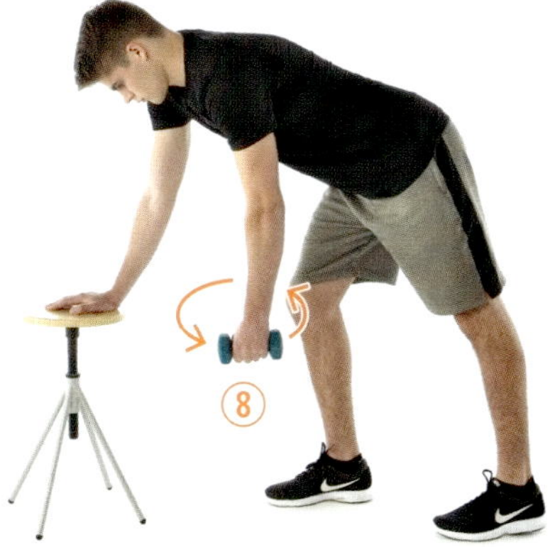

Phase 2

2 Gleitende Mobilisation

Muskelaktivität und Bewegungsrichtung

- Passives Beugen (Anheben) des Oberarms. Diese Übung dient vorrangig zur Mobilisation deines Schultergelenks
- Dauer: Vorgleiten: 3 Sekunden, Zurückgleiten: 3 Sekunden
- Atemtechnik: Atme langsam über ca. 5 Sekunden durch den Mund aus, während du deine Arme nach vorne gleiten lässt. Atme langsam über ca. 5 Sekunden durch die Nase ein, während du deine Arme zurückführst und dich aufrichtest

Spezifische Hinweise

- Versuche, deine Schultern während der Übungsausführung vollkommen zu entspannen
- Nutze die Atemtechnik, falls diese im Übungsprogramm empfohlen wird
- Für diese Übung benötigst du einen Stuhl, einen Tisch und ein Handtuch

Deine Ausgangsposition

(1) Du beginnst im Sitzen. Der Tisch ist eine Armlänge von deinem Oberkörper entfernt und das Handtuch liegt auf der Tischfläche. (2) Lege deine Handflächen auf das Handtuch ab. (3) Die Ellenbogen sind während der gesamten Übung gestreckt und (4) deine Schultern entspannt.

Deine Bewegungsausführung

(5) Lehne deinen Oberkörper vor, sodass deine gestreckten Arme über die Tischfläche nach vorne geschoben werden. Stoppe die Bewegung, sobald sich die Schmerzintensität verstärkt. Richte dich danach wieder in die Ausgangsposition auf und starte die Wiederholung.

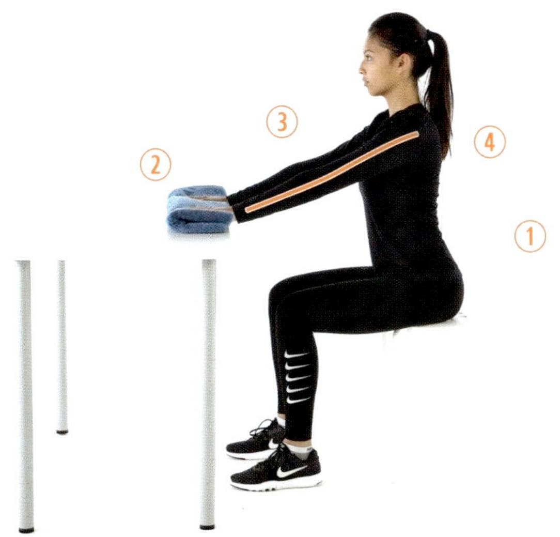

Ausgangsposition

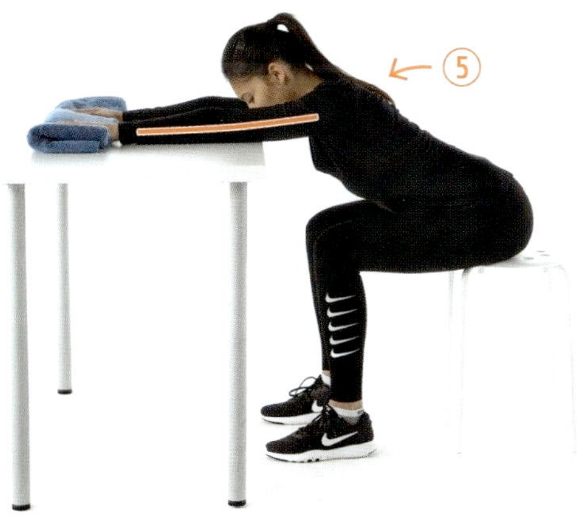

Endposition

3 Kanufahren

Muskelaktivität und Bewegungsrichtung

- → Seitliches Heben des Arms durch Aktivierung der Nacken- und Schultermuskulatur sowie des Rückenstreckers
- → Dauer: Anheben: 3 Sekunden, Absenken: 3 Sekunden
- → Atemtechnik: Atme langsam über ca. 5 Sekunden durch die Nase ein, während du den Arm anhebst. Atme langsam über ca. 5 Sekunden durch den Mund aus, während du den Arm zurückführst

Spezifische Hinweise

- → Achte auf eine aufrechte Wirbelsäule und vermeide die Neigung des Oberkörpers zur gegenüberliegenden Seite und das Hochziehen der Schultern zu den Ohren
- → Nutze die Atemtechnik, falls diese im Übungsprogramm empfohlen wird
- → Für diese Übung benötigst du einen ca. 1 m langen Stab, z. B. einen Holzstab oder einen Besenstiel

Deine Ausgangsposition

❶ Du beginnst im aufrechten Stand. ❷ Mit den Händen umgreifst du die Stabenden. Die linke Handfläche zeigt dabei nach vorne. ❸ Gleichzeitig zeigt die rechte Handfläche zu dir und der Daumen zur Stabmitte.

Deine Bewegungsausführung

❹ Drücke den Stab mit der rechten Hand zur linken Seite. ❺ Hebe gleichzeitig den linken Arm seitlich deines Körpers so weit wie möglich an. Durch den Stab unterstützt der rechte Arm die Bewegung des linken Arms. Senke aus der Endposition beide Arme langsam bis zur Ausgangsposition ab und starte die Wiederholung.

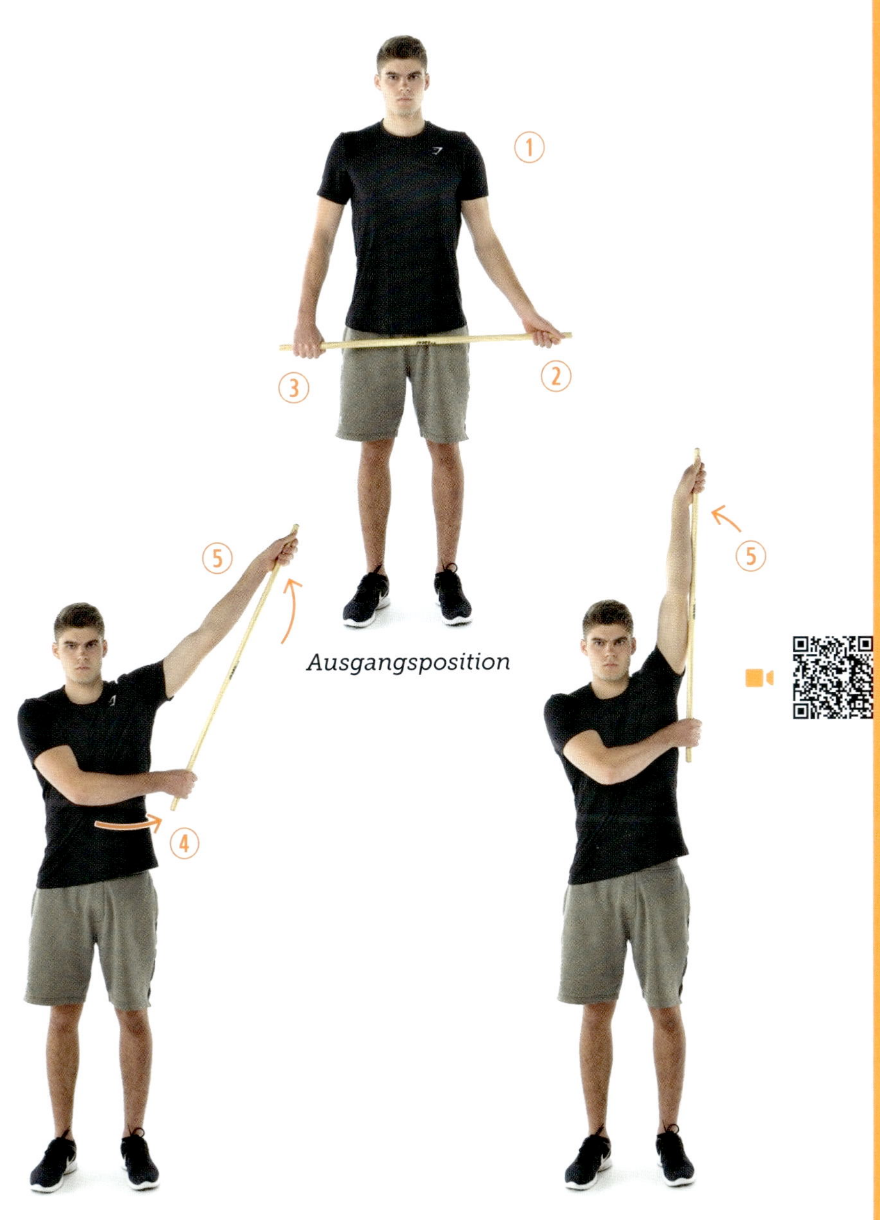

Ausgangsposition

Endposition

4 Brustmuskeldehnung

Muskelaktivität und Bewegungsrichtung

→ Dehnung des Brustmuskels durch seitliches Abspreizen und Zurückführen der Arme
→ Dauer: Dehnposition für 45 Sekunden auf jeder Seite halten
→ Atemtechnik: Halte zunächst die Dehnposition für 15 Sekunden. Atme anschließend dreimal ca. 5 Sekunden langsam durch die Nase ein und ca. 5 Sekunden durch den Mund aus. Verstärke die Dehnung beim Ausatmen, indem du den Oberkörper weiter nach vorne verlagerst oder von der Wand wegdrehst

Spezifische Hinweise

→ Der Dehnzug sollte im Achsel- und Brustbereich spürbar sein
→ Um die Dehnung zu intensivieren, kannst du den Schritt vergrößern und deinen Oberkörper weiter nach vorne verlagern oder ihn von der Wand wegdrehen
→ Nutze die Atemtechnik, falls diese im Übungsprogramm empfohlen wird

Deine Ausgangsposition

1 Du beginnst im aufrechten Stand mit der rechten Körperseite zur Wand gedreht. 2 Platziere die rechte Handfläche auf Schulterhöhe an die Wand hinter dir. 3 Der Blick zeigt nach vorne.

Deine Bewegungsausführung

4 Setze den rechten Fuß mit einem großen Schritt nach vorne, ohne die rechte Hand von der Wand zu lösen. Achte darauf, dass auch die rechte Schulter nach vorne verlagert und nicht zur Wand gedreht wird. Halte die Dehnposition für 30 Sekunden und wechsle anschließend die Seite.

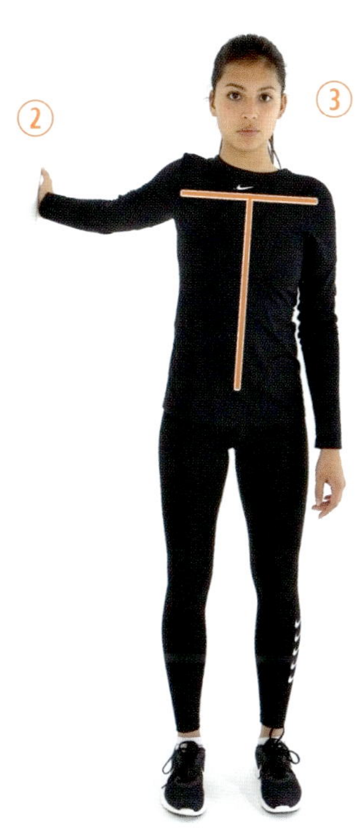

Ausgangsposition

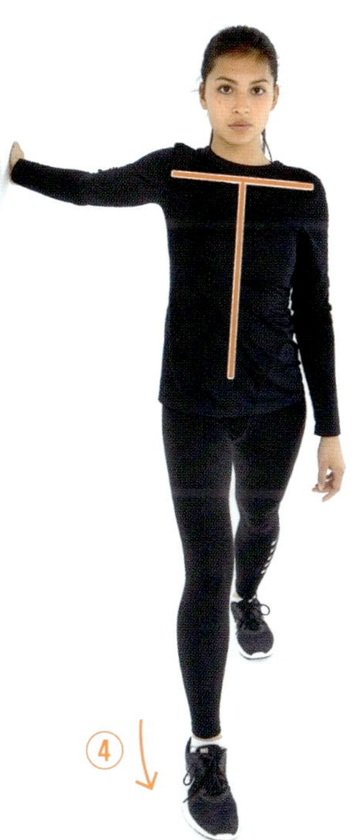

Endposition

5 Dehnung der Außenrotatoren

Muskelaktivität und Bewegungsrichtung

- Dehnung der Außenrotatoren durch Innenrotation der Schulter
- Dauer: Dehnposition für 30 Sekunden auf jeder Seite halten

Spezifische Hinweise

- Der Dehnzug sollte im hinteren und seitlichen Schulter- und Armbereich spürbar sein, jedoch keine Schmerzen verursachen
- Achte auf eine aufrechte Wirbelsäulenstellung – dein Blick zeigt während der gesamten Übung nach vorne. Vermeide ein übermäßiges Hohlkreuz, indem du deinen Bauchnabel leicht nach innen zur Wirbelsäule ziehst

Deine Ausgangsposition

❶ Du beginnst im aufrechten Stand. ❷ Lege den linken Handrücken auf deinen unteren Rücken. ❸ Drücke beide Schulterblätter nach unten und ziehe sie in Richtung Wirbelsäule zusammen.

Deine Bewegungsausführung

❹ Führe den linken Ellenbogen nach vorne, ohne den Handrücken vom unteren Rücken zu lösen. ❺ Um den Dehnzug zu verstärken, kannst du mit der rechten Hand den linken Ellenbogen leicht nach vorne ziehen. Halte die Dehnposition gemäß Übungsprogramm für 30 Sekunden. Kehre anschließend in die Ausgangsposition zurück. Wechsle die Seiten, um mit der Wiederholung zu beginnen.

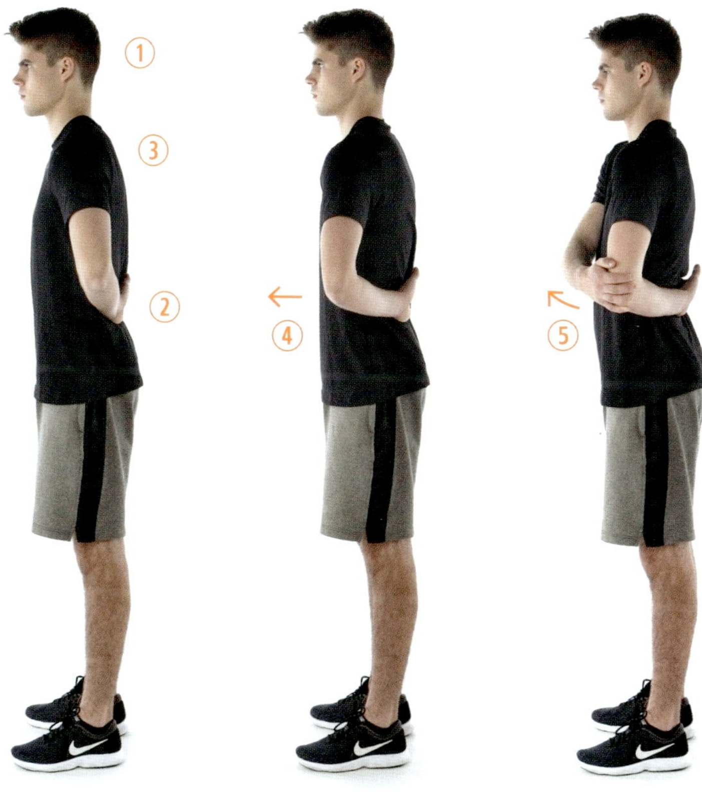

Ausgangsposition

Endposition

6 Liegendes Frontheben

Muskelaktivität und Bewegungsrichtung

- Anheben der Arme und Streckung der Brustwirbelsäule durch Aktivierung der Schulter-, Nacken- und Rückenmuskulatur
- Dauer: Anheben: 1 Sek., Zurückführen: 1 Sek., Absenken: 1 Sek.
- Halte die nach vorne ausgestreckte Armposition über den im Übungsprogramm angegebenen Zeitraum. Hebe die Arme während der Ausatmung schrittweise weiter an [Abb. *Endposition*]

Spezifische Hinweise

- Für die Übung benötigst du einen ca. 1 m langen Stab, z. B. einen Besenstiel. Alternativ kannst du ein Handtuch verwenden
- Falls dir die Übung schwerfällt, beuge die Ellenbogen leicht an, während du deine Arme vom Boden anhebst

Deine Ausgangsposition

1 Du beginnst in Bauchlage. 2 Strecke die Arme nach vorne aus und greife die beiden Stabenden. 3 Die Stirn liegt auf dem Boden und 4 der Blick zeigt während der gesamten Übung zum Boden.

Deine Bewegungsausführung

4 Hebe den Brustkorb, Kopf und die gestreckten Arme ca. 10 cm von der Matte an. Halte diese Armposition für den im Übungsprogramm angegebenen Zeitraum. 5 Führe danach den Stab hinter deinen Kopf zum Nacken, indem du deine Ellenbogen beugst und die Schulterblätter in Richtung der Füße ziehst. Strecke anschließend deine Arme wieder vollständig aus. Lege Arme, Stirn und deinen Oberkörper auf der Matte ab, bevor du mit der Wiederholung beginnst.

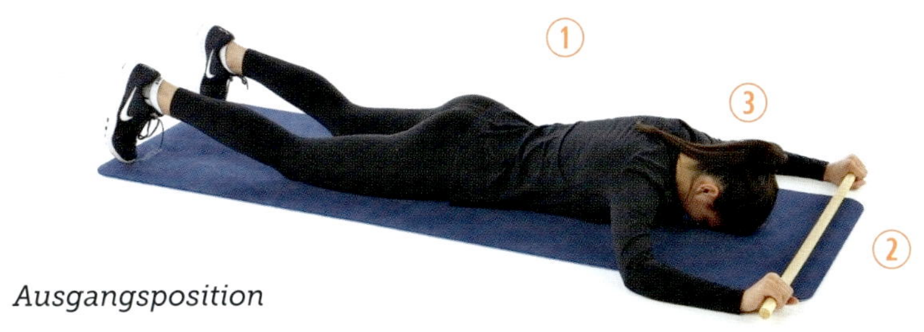

Ausgangsposition

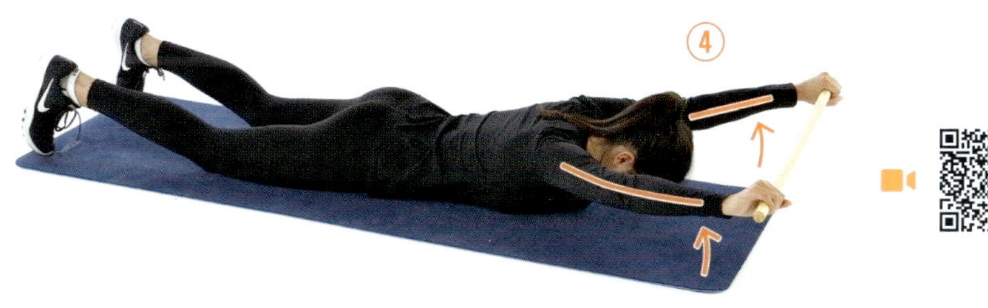

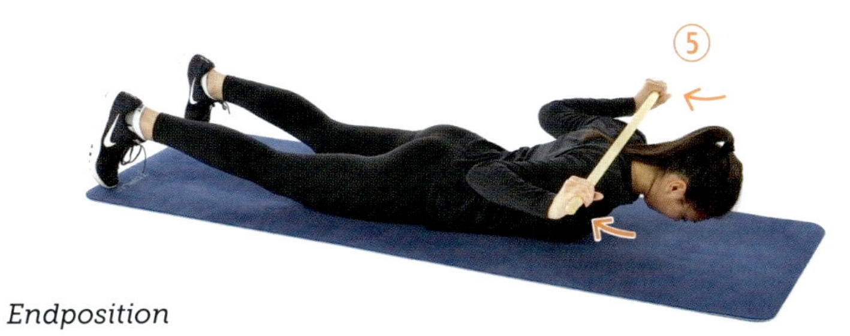

Endposition

7 Einseitiges Frontheben

Muskelaktivität und Bewegungsrichtung

- → Anheben der Arme und Streckung der Brustwirbelsäule durch Aktivierung der Schulter- und Nackenmuskulatur sowie des Rückenstreckers. Durch das Zusatzgewicht wird eine Kräftigung deiner Muskulatur erreicht
- → Dauer: Anheben: 1 Sekunde, Absenken: 1 Sekunde

Spezifische Hinweise

- → Achte auf eine aufrechte Halswirbelsäule – der Blick ist stets zum Boden gerichtet. Vermeide Ausweichbewegungen, wie z. B. Drehung des Oberkörpers beim Anheben der Arme. Die Bewegung findet ausschließlich im Glenohumeralgelenk statt
- → Für diese Übung benötigst du zwei leichte Kurzhanteln. Alternativ kannst du zwei gefüllte Wasserflaschen verwenden. Falls dir die Übung schwerfällt, führe sie ohne Zusatzgewichte durch

Deine Ausgangsposition

❶ Du beginnst in Bauchlage. ❷ Strecke beide Arme nach vorne aus und lege sie auf dem Boden ab. ❸ In den Händen hältst du die Kurzhanteln und die Handflächen zeigen nach unten.

Deine Bewegungsausführung

Phase 1: ❹ Hebe den Brustkorb und Kopf von der Matte an und ❺ führe den linken Arm so weit möglich nach oben.
Phase 2: ❻ Senke den linken Arm zum Boden ab und hebe gleichzeitig den rechten Arm an. Achte darauf, dass die Ellenbogen während der gesamten Übung gestreckt sind. Starte die Wiederholung, indem du abwechselnd den linken und rechten Arm anhebst.

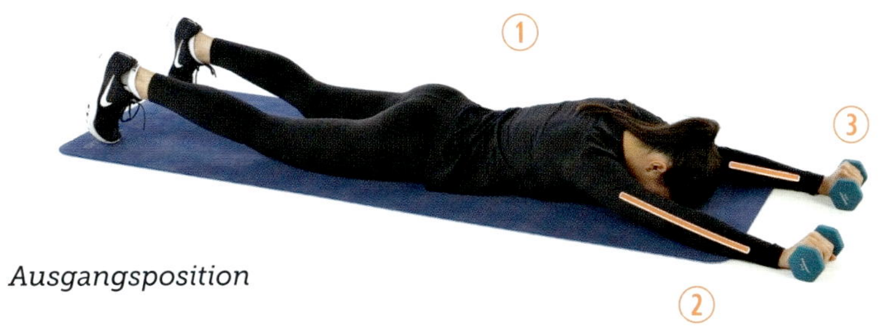

Ausgangsposition

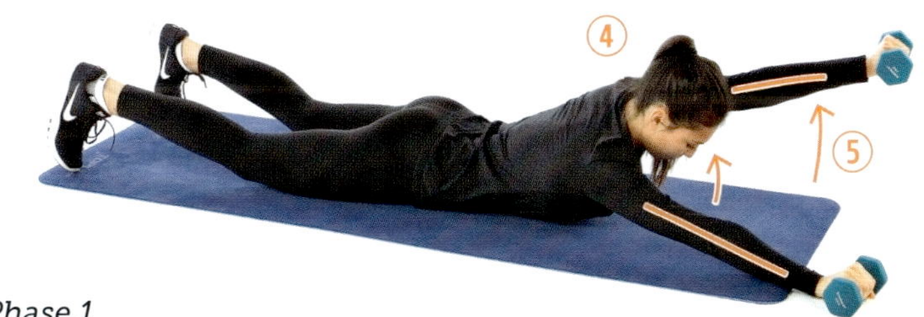

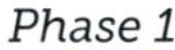

Phase 1

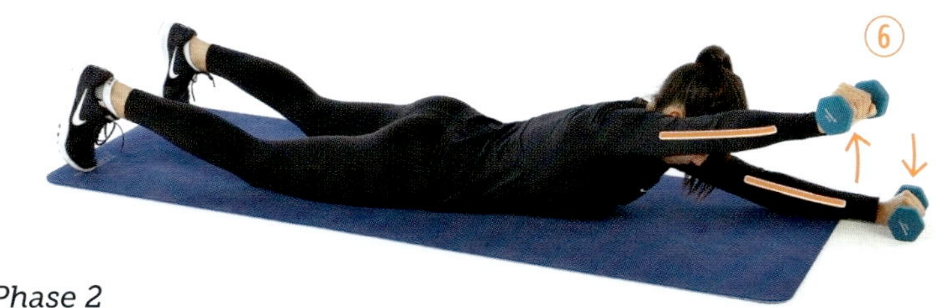

Phase 2

8 Liegendes Seitheben

Muskelaktivität und Bewegungsrichtung

- Seitliches Anheben der Arme durch Aktivierung der Rücken- und hinteren Schulterblattmuskulatur
- Dauer: Anheben: 1 Sekunde, Absenken: 1 Sekunde
- Halte die zu den Seiten ausgestreckte Armposition für den im Übungsprogramm angegebenen Zeitraum. Hebe die Arme während der Ausatmung schrittweise weiter an [Abb. *Endposition*]

Spezifische Hinweise

- Für diese Übung benötigst du zwei leichte Kurzhanteln.
- Falls dir die Übung schwerfällt, führe sie ohne Zusatzgewichte oder auf einem Gymnastikball (ca. 75 cm) durch. Stelle hierzu die Füße hüftbreit auf und lege Brust und Oberbauch auf den Gymnastikball ab. Der Rücken ist gestreckt, sodass sich deine Wirbelsäule auf einer Linie befindet. Die Arme hängen ausgestreckt zum Boden. Die Bewegungsausführung ist unten beschrieben

Deine Ausgangsposition

1 Du beginnst in Bauchlage. 2 Der Blick zeigt während der gesamten Übung nach unten. 3 Lege die Arme zu den Seiten ausgestreckt auf dem Boden ab. 4 In den Händen hältst du die Kurzhanteln.

Deine Bewegungsausführung

5 Hebe den Oberkörper und die ausgestreckten Arme bis auf ca. 15 cm an. 6 Ziehe dabei deine Schulterblätter in Richtung Wirbelsäule zusammen. Halte diese Position für den im Übungsprogramm angegebenen Zeitraum. Kehre anschließend in die Ausgangsstellung zurück und starte die Wiederholung.

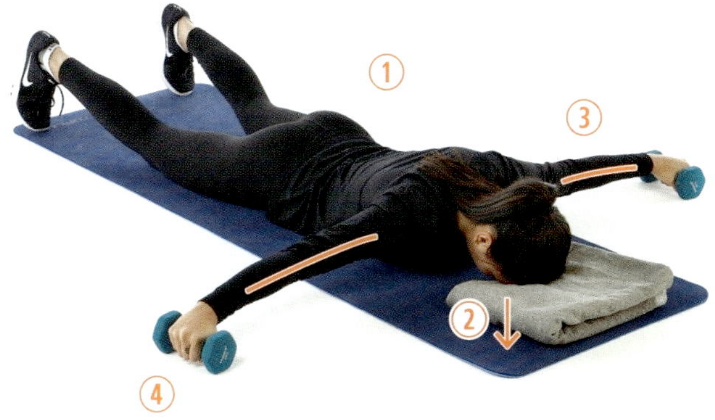

Ausgangsposition

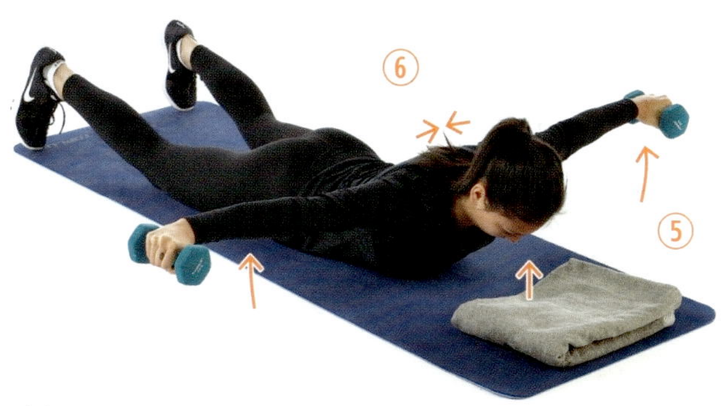

Endposition

9 Wandliegestütz

Muskelaktivität und Bewegungsrichtung

- Vor- und Zurückgleiten der Schulterblätter durch Aktivierung der Schulterblatt- sowie Brustmuskulatur. Stabilisation der Wirbelsäule durch statische Aktivierung der Rumpfmuskulatur
- Dauer: Durchrunden: 1 Sekunde, Vorgleiten: 1 Sekunde

Spezifische Hinweise

- Eine kontrollierte Bewegungsausführung ist gefragt – richte deine Aufmerksamkeit auf die Schulterblätter. Diese Übung schult deine (propriozeptive) Wahrnehmung und Schulterstabilisatoren

Deine Ausgangsposition

1 Du beginnst im Stand ca. eine Armlänge von der Wand entfernt. 2 Neige dich mit gestreckten Beinen und geradem Oberkörper nach vorne und 3 platziere deine Hände mit ausgestreckten Armen etwas weiter als schulterbreit an der Wand. 4 Halte die Körperspannung, indem du den Bauchnabel nach innen zur Wirbelsäule ziehst und deine Bauchmuskulatur anspannst.

Deine Bewegungsausführung

Phase 1: 5 Runde deine Brustwirbelsäule während der Ausamtung durch, indem du kräftig mit den Händen in die Wand drückst und deine Schulterblätter nach vorne ziehst.
Phase 2: 6 Entspanne während der Einatmung deine Schultern und lasse deine Brustwirbelsäule nach vorne in die Gegenrichtung gleiten, als wollte sie in die Schulterblätter „hineinfallen". Dabei nähern sich die Schulterblätter an. Kehre in die Ausgangsstellung zurück, bevor du die Übung wiederholst.

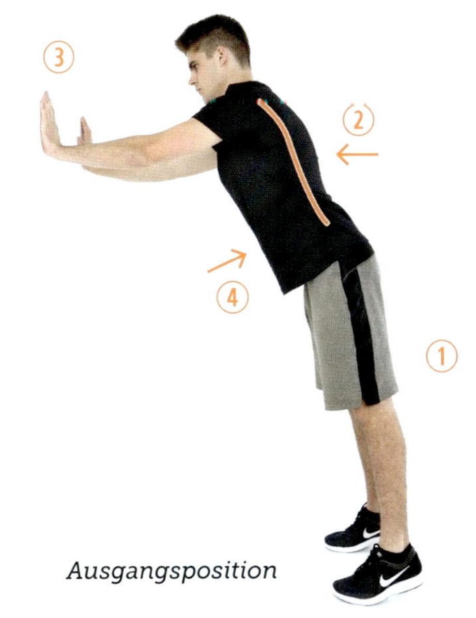

Ausgangsposition

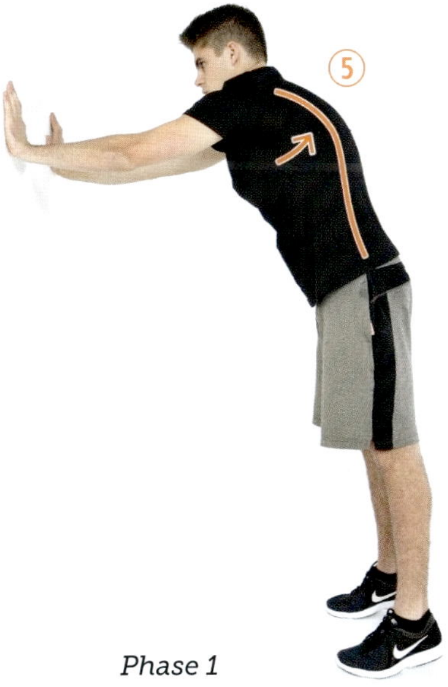

5

6

Phase 1

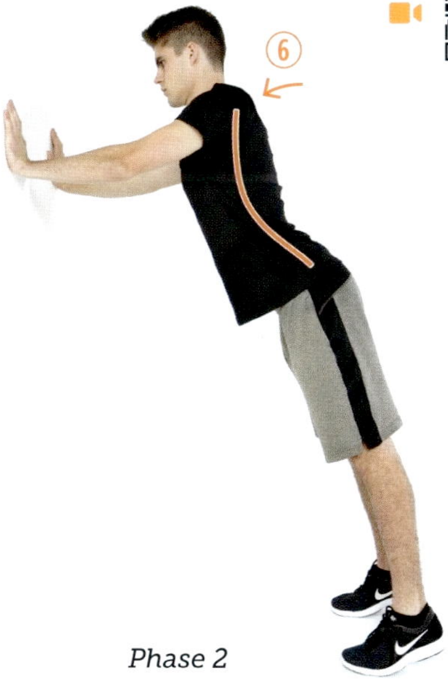

Phase 2

10 Rudern

Muskelaktivität und Bewegungsrichtung

- Zurückführen des Arms durch Aktivität der hinteren Oberarm- und Rückenmuskulatur. Durch das Zusatzgewicht wird eine Kräftigung erreicht
- Dauer: Anheben: 1 Sekunde, Absenken: 1 Sekunde

Spezifische Hinweise

- Achte auf eine gerade Wirbelsäule – dein Blick zeigt während der gesamten Übung zum Boden
- Vermeide Ausweichbewegungen, z. B. Drehen des Oberkörpers zu einer Seite, und halte die Körperspannung, indem du deinen Bauchnabel nach innen zur Wirbelsäule ziehst
- Für diese Übung benötigst du eine mittelschwere Kurzhantel. Alternativ kannst du eine gefüllte Wasserflasche verwenden

Deine Ausgangsposition

1 Du beginnst im Stand und hältst eine Kurzhantel in der linken Hand. 2 Stelle das rechte Bein dicht vor den Stuhl. 3 Neige den Oberkörper mit geradem Rücken nach vorne, um dich mit der rechten Hand auf dem Stuhl abzustützen. 4 Die linke Hand ist zum Boden ausgestreckt. 5 Das Becken und die Schultern sind stets parallel zum Boden ausgerichtet und dein Blick zeigt zur Sitzfläche.

Deine Bewegungsausführung

6 Ziehe die Kurzhantel dicht am Oberkörper nach oben, bis sich die Hantel auf Höhe deines Rumpfes befindet. 7 Der linke Unterarm ist dabei senkrecht zum Boden ausgerichtet. Kehre danach zurück in die Ausgangsposition und beginne die Wiederholung. Wechsle anschließend die Seite.

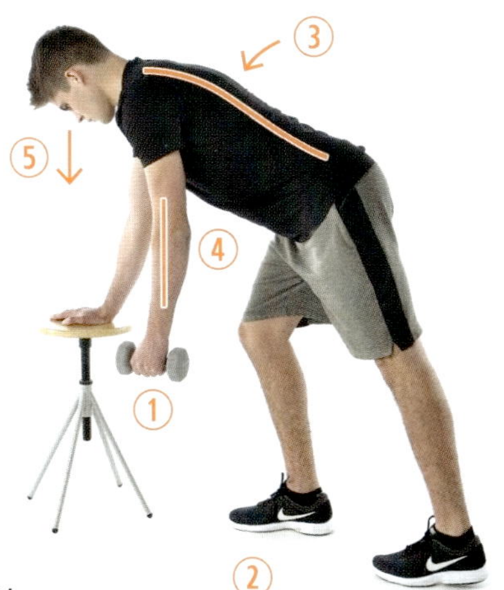

Ausgangsposition

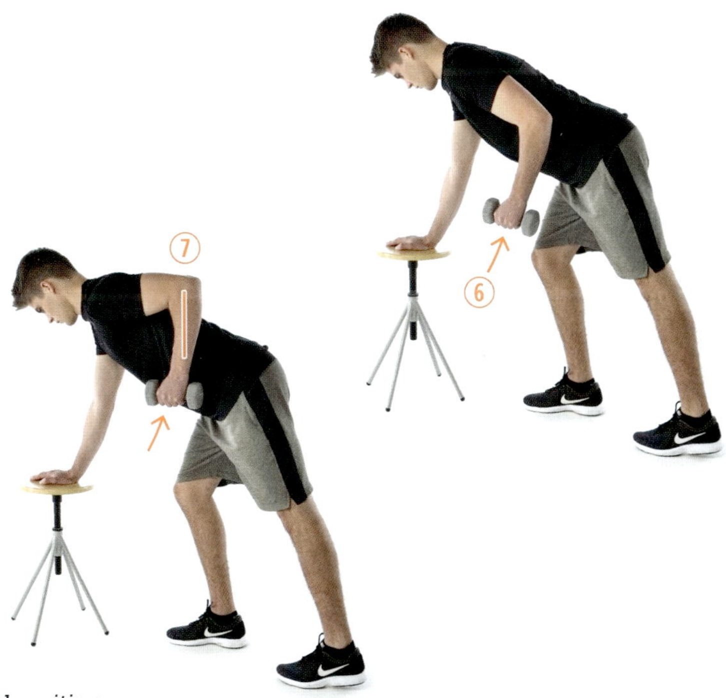

Endposition

11 Stehendes Seitheben

Muskelaktivität und Bewegungsrichtung

- Seitliches Anheben der Arme durch Aktivierung der Schulter- und Nackenmuskulatur. Durch das Zusatzgewicht wird eine Kräftigung erreicht
- Dauer: Anheben: 1 Sekunde, Absenken: 1 Sekunde

Spezifische Hinweise

- Achte auf eine aufrechte Wirbelsäulenposition – dein Blick zeigt während der gesamten Übung nach vorne. Ziehe den Bauchnabel nach innen, um die Körperspannung zu halten und drücke zusätzlich die Schulterblätter nach hinten und unten
- Für die Übung benötigst du zwei leichte Kurzhanteln
- Mit ausgestreckten Armen ist der größte Kraftaufwand erforderlich. Um die Übung einfacher zu gestalten, kannst du die Zusatzgewichte reduzieren oder die Ellenbogen während der gesamten Übung in gebeugter Stellung halten

Deine Ausgangsposition

(1) Du beginnst im hüftbreiten aufrechten Stand. (2) In den Händen hältst du die Kurzhantel. (3) Die Handflächen zeigen zu dir, die Arme sind gestreckt und (4) der Blick ist nach vorne gerichtet.

Deine Bewegungsausführung

(5) Hebe die gestreckten Arme seitlich deines Körpers bis auf Schulterhöhe an. (6) Versuche, die Schultern dabei nach unten zu drücken und nicht zu den Ohren hochzuziehen. Senke deine Arme in die Ausgangsposition herab und wiederhole anschließend die Übung.

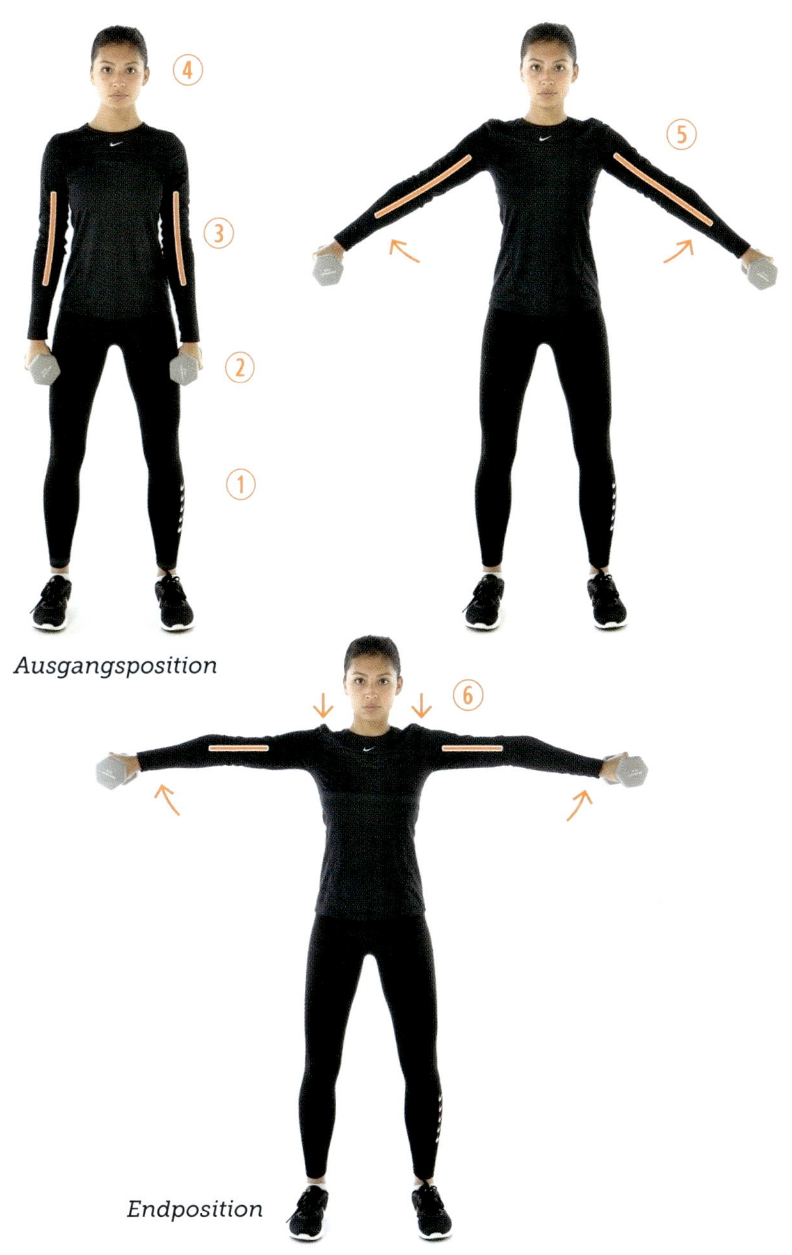

Ausgangsposition

Endposition

12 Stehendes Frontheben

Muskelaktivität und Bewegungsrichtung

- Anheben der Arme durch Aktivierung der vorderen Schulter- und Oberarmmuskulatur sowie Stabilisation des Rumpfes durch statische Anspannung der Rückenmuskulatur. Durch das Zusatzgewicht wird eine Kräftigung erreicht
- Dauer: Anheben: 1 Sekunde, Absenken: 1 Sekunde

Spezifische Hinweise

- Achte auf eine aufrechte Wirbelsäulenposition und vermeide ein Hohlkreuz, indem du den Bauchnabel zur Wirbelsäule ziehst und deine Bauchmuskulatur anspannst
- Für diese Übung benötigst du zwei leichte Kurzhanteln oder ein langes Fitnessband (ca. 2,5 m). Falls du diese Übung mit einem Fitnessband durchführst, stelle dich mit beiden Füßen auf das Band und greife die Enden des Fitnessbands. Alternativ kannst du als Zusatzgewichte zwei gefüllte Wasserflaschen verwenden. Falls dir die Übung schwerfällt, führe sie ohne Zusatzgewichte durch

Deine Ausgangsposition

1 Du beginnst im hüftbreiten aufrechten Stand. 2 In jeder Hand hältst du eine Kurzhantel. 3 Deine Handflächen zeigen nach hinten, die Arme sind gestreckt und 4 dein Blick ist nach vorne gerichtet.

Deine Bewegungsausführung

5 Hebe die gestreckten Arme vor deinem Körper bis auf Schulterhöhe an. 6 Versuche, die Schultern dabei nach unten zu drücken und nicht zu den Ohren hochzuziehen. Senke deine Arme in die Ausgangsposition herab und beginne mit der Wiederholung.

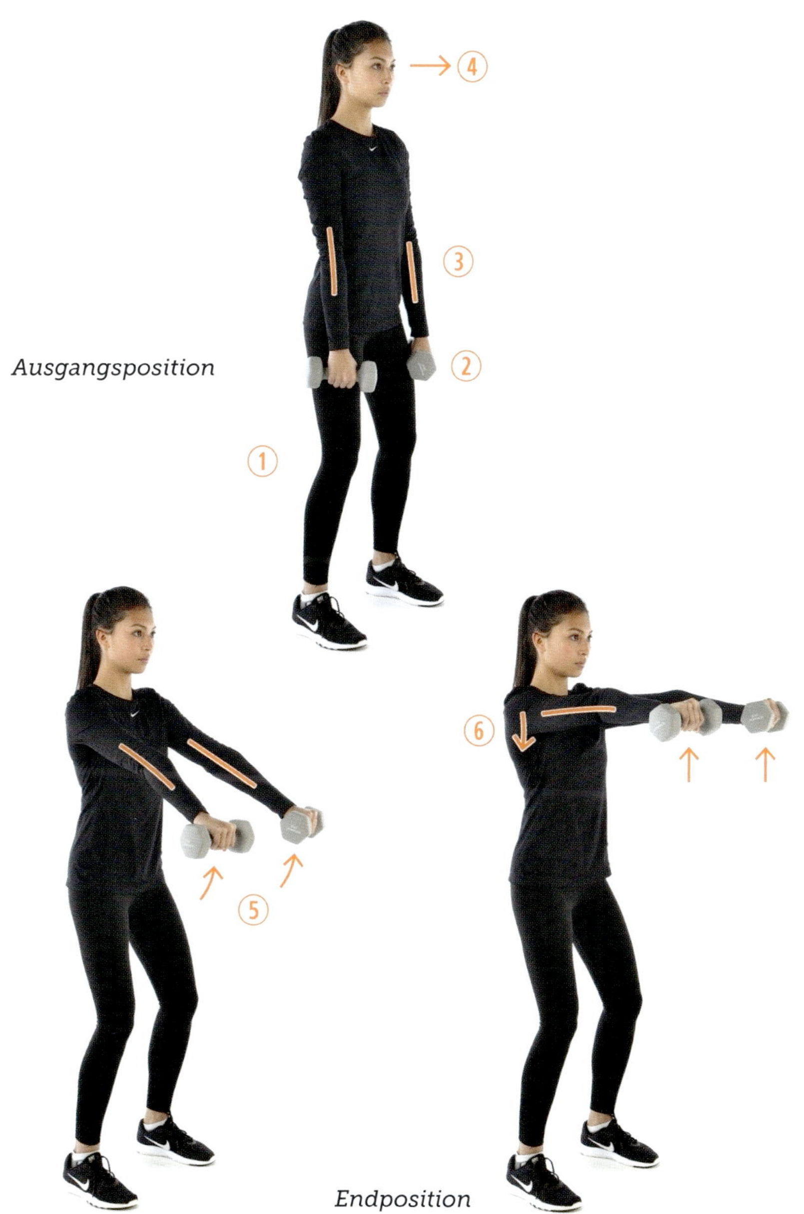
4
3
Ausgangsposition
2
1
6
5
Endposition

13 Außenrotation – einfache Variante

Muskelaktivität und Bewegungsrichtung

- → Außenrotation der Arme und Schulterblattstabilisation durch Aktivierung der Außenrotatoren, der hinteren Schulterblatt- und Rückenmuskulatur. Durch den Widerstand des Fitnessbands wird eine Kräftigung deiner Muskulatur erreicht
- → Dauer: Drehung nach außen: 1 Sek., Drehung nach innen: 1 Sek.

Spezifische Hinweise

- → Achte auf eine aufrechte Wirbelsäulenposition – dein Blick zeigt während der gesamten Übung nach vorne. Vermeide ein Hohlkreuz und halte die Körperspannung, indem du deinen Bauchnabel zur Wirbelsäule ziehst
- → Für diese Übung benötigst du ein Fitnessband. Je straffer das Fitnessband gespannt wird, desto schwieriger ist die Übung. Falls die Übung schwerfällt, führe sie ohne Hilfsmittel durch

Deine Ausgangsposition

1 Du beginnst im hüftbreiten Stand. 2 Deine Oberarme liegen eng am Rumpf an und deine Ellenbogen sind im 90°-Winkel gebeugt. 3 Das Fitnessband ist um beide Hände gewickelt und die Handflächen zeigen zueinander. Greife das Fitnessband so dicht, dass es bereits in dieser Position gespannt ist.

Deine Bewegungsausführung

4 Drehe deine Unterarme soweit wie möglich nach außen, ohne dass sich die Ellenbogen vom Rumpf lösen. 5 Ziehe dabei die Schulterblätter zur Wirbelsäule zusammen. Kehre in die Ausgangsposition zurück und starte die Wiederholung.

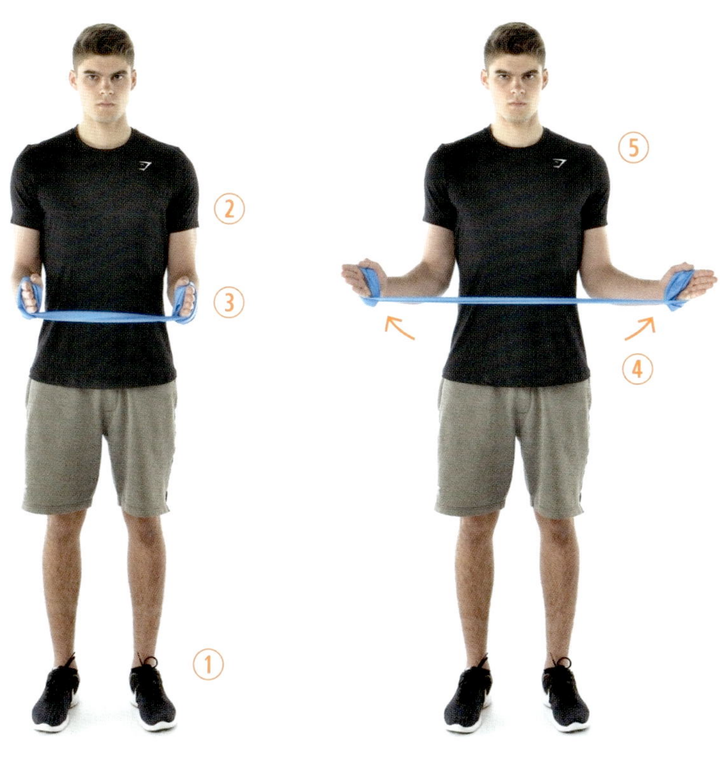

Ausgangsposition *Endposition*

14 Außenrotation – fortgeschrittene Variante

Muskelaktivität und Bewegungsrichtung

- → Seitliches Anheben und Außenrotation des Arms durch Aktivierung der hinteren Schulterblatt- und Armmuskulatur. Durch den Widerstand des Fitnessbands wird die Muskulatur gekräftigt
- → Dauer: Drehung nach oben: 1 Sek., Drehung nach unten: 1 Sek.
- → Halte die außenrotierte Armposition für den im Übungsprogramm angegebenen Zeitraum *[↗ Endposition]*

Spezifische Hinweise

- → Achte auf eine kontrollierte Bewegungsausführung und vermeide Ausweichbewegungen, z. B. Drehung deines Oberkörpers
- → Je straffer das benötigte Fitnessband gespannt ist, desto schwieriger wird die Übung

Deine Ausgangsposition

(1) Du beginnst im hüftbreiten Stand vor einer Tür. (2) Ein Ende des Fitnessbands ist am Türgriff befestigt, das andere Ende um deine linke Hand gewickelt. (3) Hebe den linken Arm seitlich bis auf Schulterhöhe an. (4) Beuge den linken Ellenbogen um 90°, sodass sich Ober- und Unterarm parallel zum Boden befinden.

Deine Bewegungsausführung

(5) Ziehe die Schulterblätter zusammen und drücke sie nach unten in Richtung Boden. (6) Drehe danach den linken Unterarm zur Decke. (7) Der Ellenbogen befindet sich weiterhin auf Schulterhöhe. Halte diese Armposition für den im Übungsprogramm angegebenen Zeitraum. Kehre anschließend langsam in die Ausgangsposition zurück und wiederhole die Übung, bevor du die Seite wechselst.

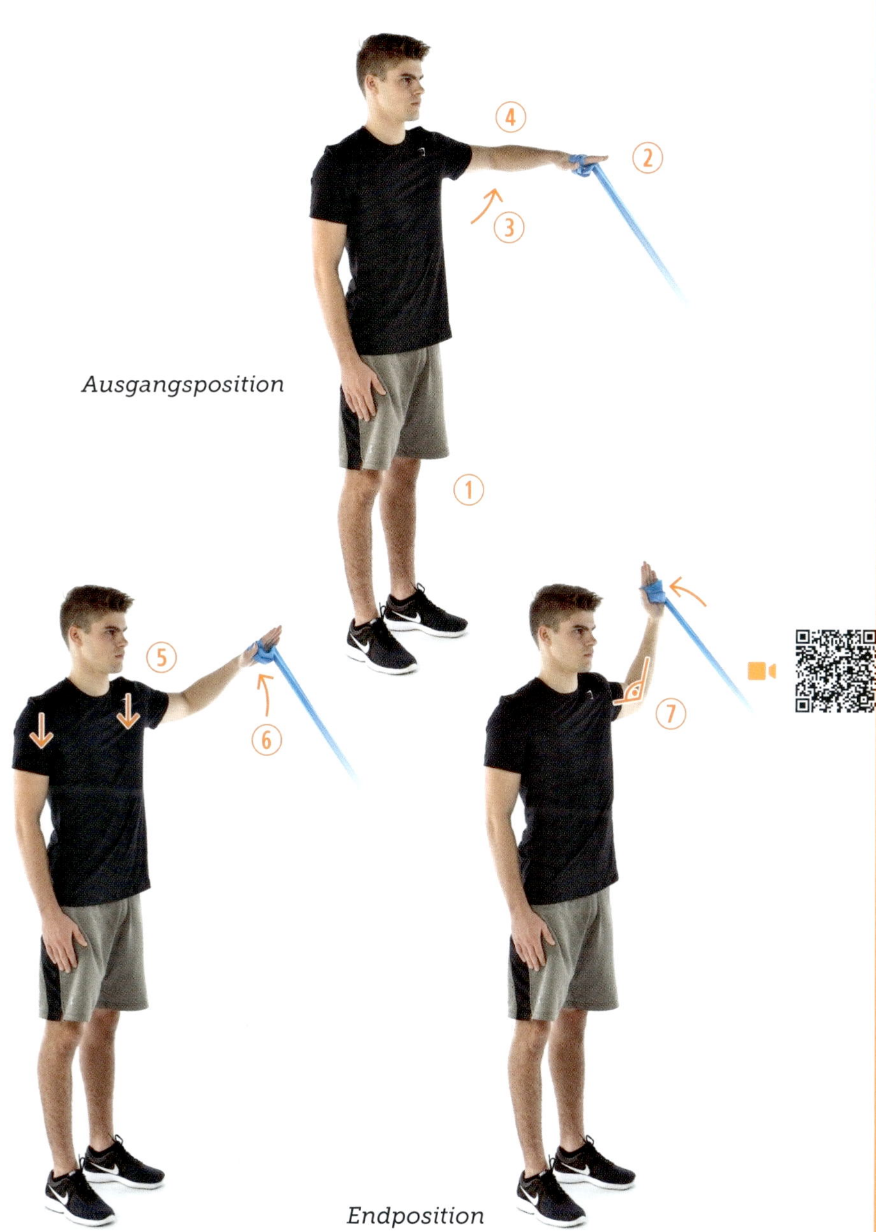

Ausgangsposition

Endposition

15 Innenrotation

Muskelaktivität und Bewegungsrichtung

- Innenrotation des Arms durch Aktivierung der Brust- und vorderen Schultermuskulatur. Durch den Widerstand des Fitnessbands wird eine Kräftigung deiner Muskulatur erreicht
- Dauer: Drehung nach innen: 1 Sek., Drehung nach außen: 1 Sek.

Spezifische Hinweise

- Achte auf eine kontrollierte Bewegungsausführung – vermeide Ausweichbewegungen, z. B. Drehung des Oberkörpers
- Je straffer das benötigte Fitnessband ist, desto schwieriger ist die Übung

Deine Ausgangsposition

1 Du beginnst im aufrechten Stand mit der linken Körperseite zur Tür gewandt. 2 Ein Ende des Fitnessbands ist am Türgriff befestigt, das andere Ende um die linke Hand gewickelt. Die Handfläche zeigt dabei zur Körpermitte. 3 Lege den linken Ellenbogen dicht am Rumpf an und beuge ihn um 90°, sodass sich der Unterarm parallel zum Boden befindet.

Deine Bewegungsausführung

4 Ziehe deine Schulterblätter zueinander und drücke sie nach unten. 5 Rotiere anschließend den Unterarm ca. 45° nach innen, als wolltest du die Hand auf deinen Bauchnabel legen. 6 Der linke Ellenbogen bewegt sich dabei nicht und ist während der gesamten Übung eng am Rumpf angelegt. Führe den Unterarm anschließend zurück in die Ausgangsposition und wiederhole die Übung. Wechsle danach die Seite.

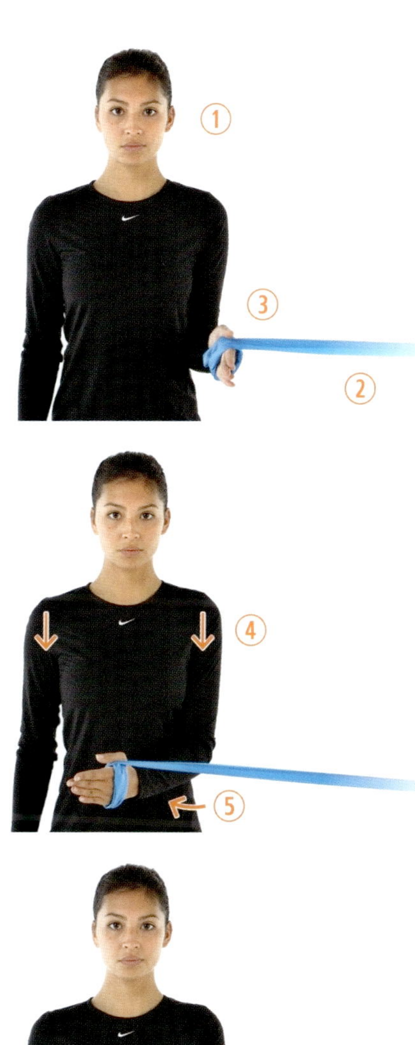

Ausgangsposition

Endposition

16 Helikopter

Muskelaktivität und Bewegungsrichtung

→ Innen- und Außenrotation sowie seitliches Heben der Arme durch Aktivierung der Schulter- und Armmuskulatur. Streckung der Wirbelsäule durch statische Aktivierung der Rückenstrecker
→ Dauer: Zurückführen: 4 Sek., Ausstrecken nach vorne: 4 Sek.

Spezifische Hinweise

→ Falls dir die Übung schwerfällt, halte die Ellenbogen während der gesamten Übung in einer gebeugten Stellung. Alternativ kannst du die Übung auf einem Gymnastikball (ca. 75 cm) ausführen. Stelle deine Füße hierfür etwa hüftbreit auf und lege Brustkorb und Oberbauch auf dem Gymnastikball ab. Die Arme sind nach vorne ausgestreckt. Die Ausführung ist wie unten beschrieben
→ Für diese Übung benötigst du einen Tennisball

Deine Ausgangsposition

❶ Du beginnst in Bauchlage auf deiner Matte. ❷ Deine Arme sind nach vorne ausgestreckt und in den Händen hältst du einen Tennisball. ❸ Der Blick zeigt zum Boden.

Deine Bewegungsausführung

Phase 1: ❹ Hebe die Brust, Stirn und Arme ca. 10 cm von der Matte an und übergib den Tennisball in die rechte Hand. ❺ Führe den Tennisball mit gestrecktem Arm über die Seite zum unteren Rücken.
Phase 2: ❻ Übergib den Tennisball hinter dem Rücken in die linke Hand und führe ihn mit gestrecktem Arm nach vorne in die Ausgangsposition. Starte die Wiederholung, ohne den Kopf, die Brust oder Arme auf dem Boden abzulegen.

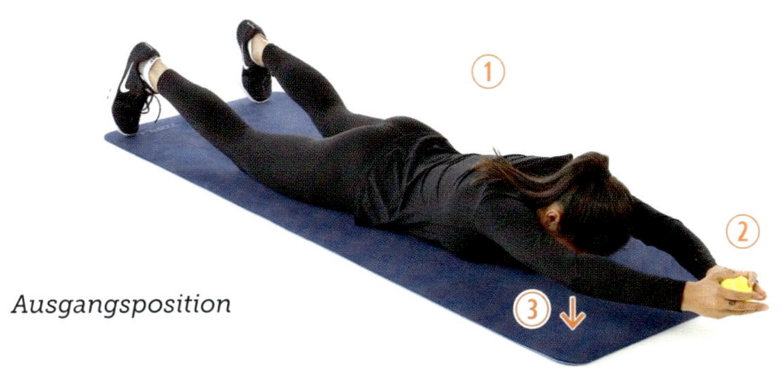

Ausgangsposition

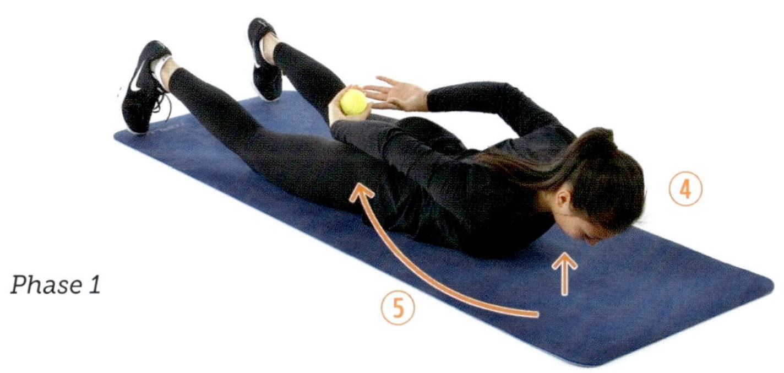

Phase 1

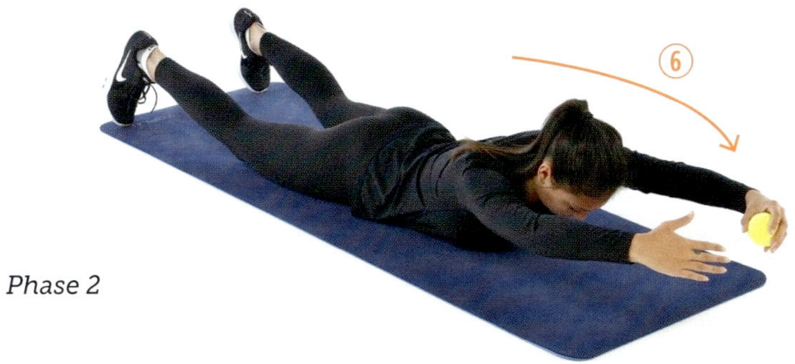

Phase 2

17 Kombinierte Rotationen

Muskelaktivität und Bewegungsrichtung

- Anheben, Abspreizen sowie Innen- und Außenrotation der Arme durch Aktivierung der Arm-, Schulter- und Nackenmuskulatur
- Dauer: Anheben: 2 Sek., Abspreizen: 2 Sek., Absenken: 2 Sek.

Spezifische Hinweise

- Vermeide Ausweichbewegungen, z. B. das Hochziehen der Schulterblätter zu den Ohren beim Anheben und Abspreizen der Arme
- Für diese Übung benötigst du zwei leichte Kurzhanteln. Alternativ kannst du zwei gefüllte Wasserflaschen als Zusatzgewichte verwenden. Falls dir die Übung schwerfällt, führe sie ohne die Zusatzgewichte durch

Deine Ausgangsposition

❶ Du beginnst im aufrechten Stand. ❷ Mit gestreckten Arme hältst du die Kurzhanteln dicht am Körper. ❸ Die Handflächen zeigen zueinander.

Deine Bewegungsausführung

Phase 1: ❹ Hebe die gestreckten Arme vor dem Körper bis auf Schulterhöhe an.
Phase 2: ❺ Drehe die Arme nach innen, sodass die Handflächen zum Boden zeigen, und spreize die gestreckten Arme nach links und rechts zu den Seiten ab. Deine Hände und Ellenbogen befinden sich auf Schulterhöhe.
Phase 3: ❻ Rotiere anschließend deine Arme nach außen, sodass die Daumen zur Decke zeigen und führe die Arme in die Ausgangsposition zurück. Starte die Wiederholung.

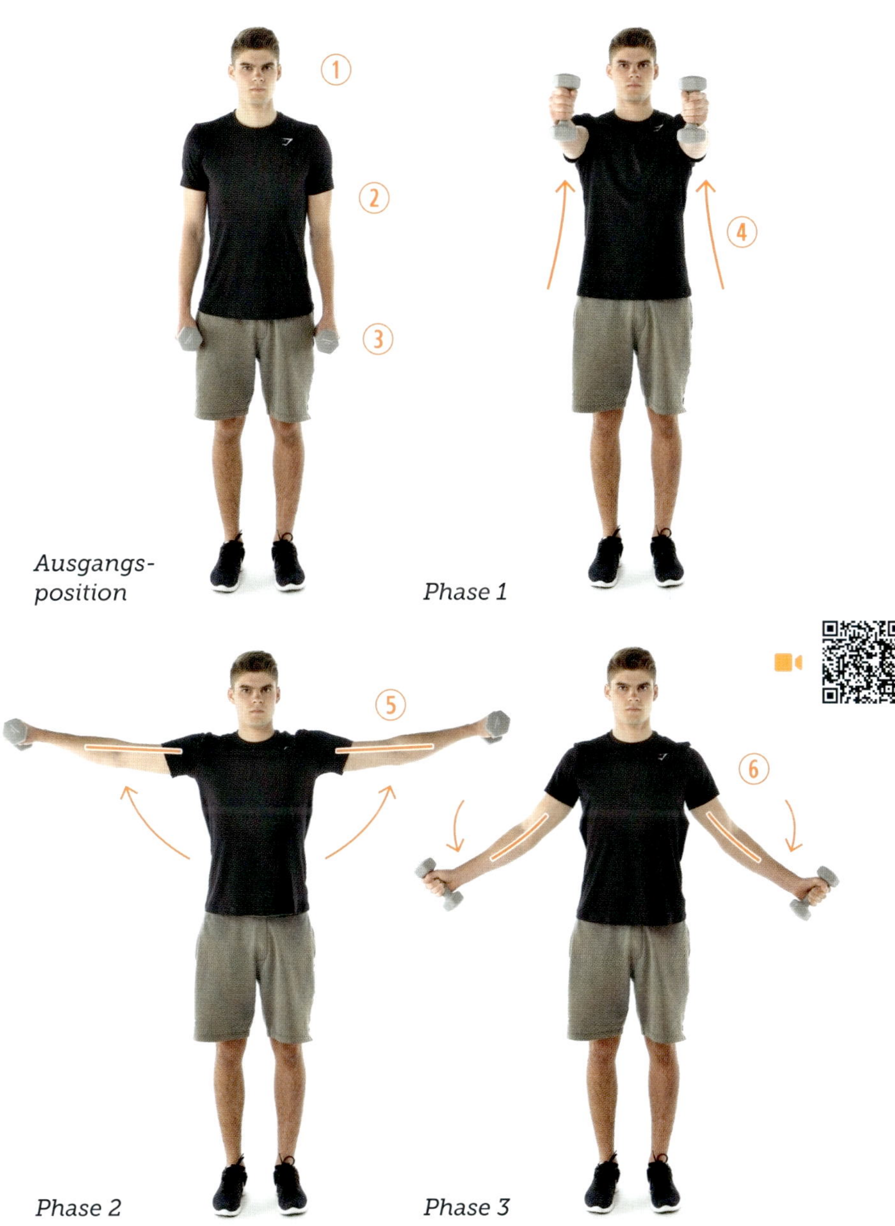

Ausgangs-position

Phase 1

Phase 2

Phase 3

18 Stabilisationsübung

Muskelaktivität und Bewegungsrichtung

- Stabilisation des Schultergürtels und des Rumpfes durch Aktivierung der Schulterblatt- und tiefen Rückenmuskulatur
- Dauer: Auf-, Ab- und Zurückschwingen vor und neben dem Körper: jeweils 20 Sekunden

Spezifische Hinweise

- Vermeide das Hochziehen der Schultern zu den Ohren
- Das Schwingen der Arme sollte schnell und ruckartig erfolgen, sodass dein Oberkörper ebenfalls in Schwingung versetzt wird. Halte die Körperspannung, um deinen Oberkörper zu stabilisieren und die Schwingung auszugleichen
- Falls dir die Übung leicht fällt, halte zusätzlich zwei leichte Kurzhanteln in den Händen

Deine Ausgangsposition

(1) Du beginnst im hüftbreiten Stand. (2) Strecke die Arme auf Schulterhöhe nach vorne aus.

Deine Bewegungsausführung

Phase 1: (3) Schwinge die Arme für 20 Sek. zügig und ruckartig abwechselnd auf und ab. Das Bewegungsausmaß ist mit maximal 3 cm relativ klein. *Phase 2:* (4) Führe die Arme anschließend nach links und rechts neben deinen Oberkörper und (5) schwinge die Arme spiegelbildlich für weitere 20 Sek. auf und ab. *Phase 3:* (6) Schwinge die gestreckten Arme für 20 Sek. seitlich neben deinem Oberkörper ca. 3 cm vor und zurück. Führe anschließend deine Arme in die Ausgangsstellung zurück, bevor du die Übung von Neuem beginnst.

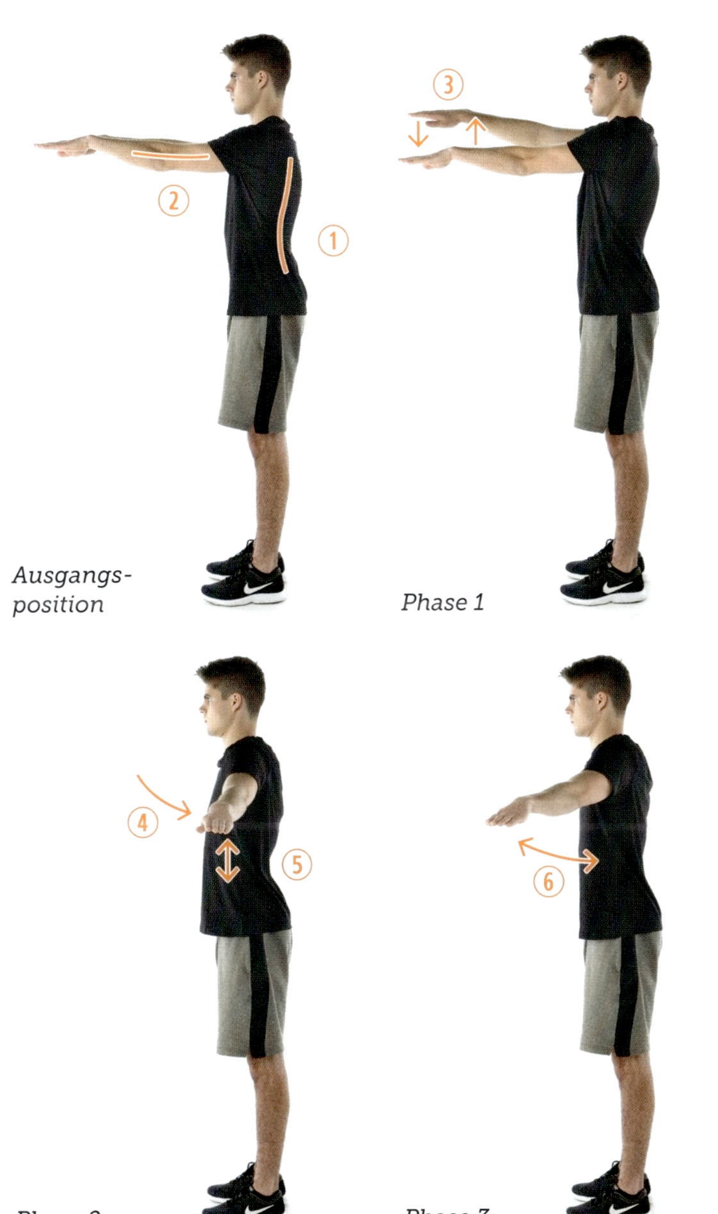

Ausgangs-
position

Phase 1

Phase 2

Phase 3

19 Gestaffelte Außenrotation

Muskelaktivität und Bewegungsrichtung

- Seitliches Anheben und Außenrotation des Arms durch Aktivierung der hinteren Schulter- und Armmuskulatur. Durch den Widerstand des Fitnessbands wird die Muskulatur gekräftigt
- Steigere das Bewegungsausmaß schrittweise und halte die außenrotierte Armpositionen für jeweils 10 Sekunden

Spezifische Hinweise

- Achte auf eine kontrollierte Bewegungsausführung – vermeide Ausweichbewegungen, z. B. Drehung des Oberkörpers, und halte den Ellenbogen während der gesamten Übung auf Schulterhöhe
- Je straffer das benötigte Fitnessband gespannt ist, desto schwieriger ist die Übung

Deine Ausgangsposition

❶ Du beginnst im aufrechten Stand vor einer Tür. Ein Ende des Fitnessbands ist am Türgriff befestigt, das andere Ende um die rechte Hand gewickelt. ❷ Hebe den rechten Arm seitlich deines Körpers bis auf Schulterhöhe an. ❸ Beuge den Ellenbogen um 90°, sodass sich Ober- und Unterarm parallel zum Boden befinden. ❹ Die Handfläche zeigt zum Boden.

Deine Bewegungsausführung

❺ Ziehe deine Schulterblätter zusammen. ❻ Rotiere den Unterarm um ca. 10 cm nach oben und halte die Armposition für 10 Sekunden. ❼ Rotiere anschließend den Arm schrittweise weiter nach oben, bis der Unterarm zur Decke zeigt. Kehre anschließend in die Ausgangsposition zurück und starte die Wiederholung. Wechsle danach die Seite.

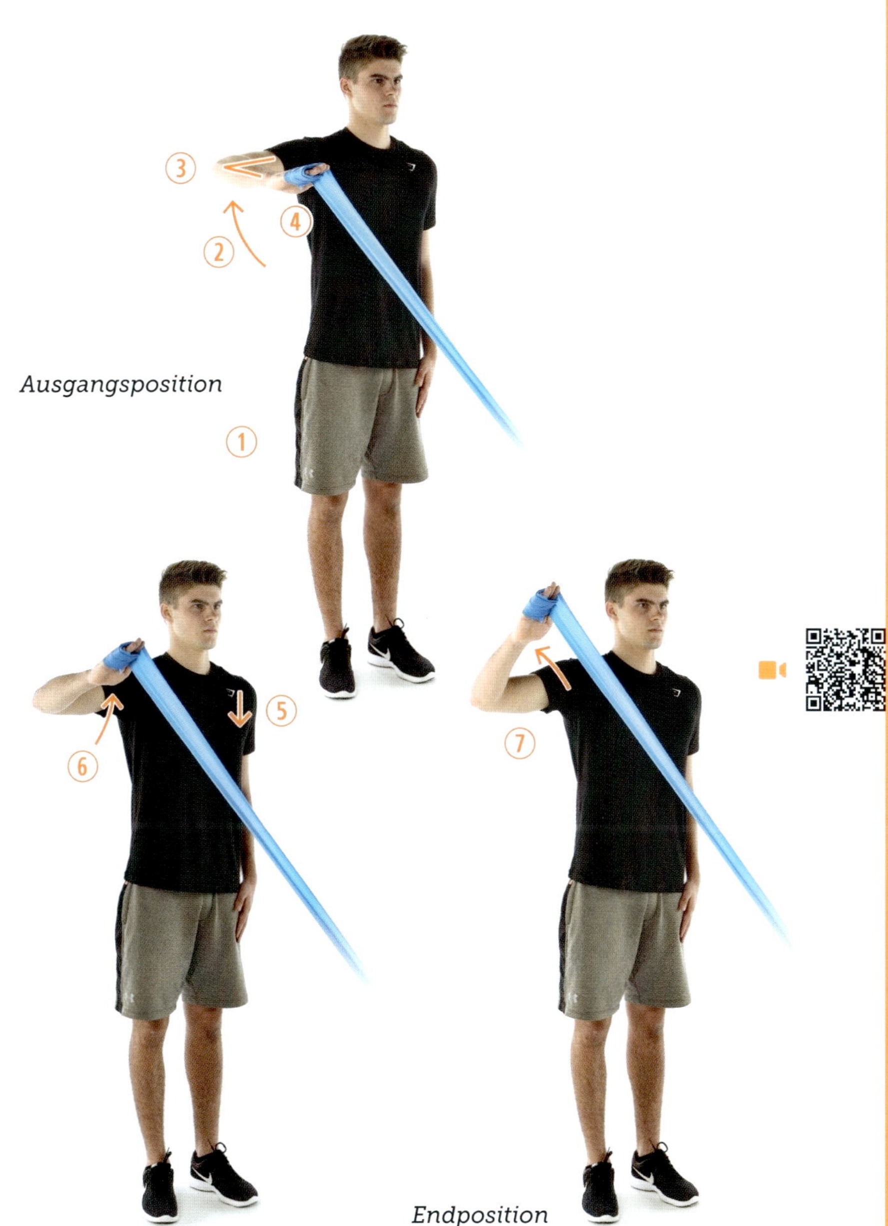

Ausgangsposition

Endposition

20 Gestaffelte Innenrotation – Holdings

Muskelaktivität und Bewegungsrichtung

- Seitliches Heben und Innenrotation des Arms durch Aktivierung der vorderen Schulter- und Armmuskulatur. Durch den Widerstand des Fitnessbands wird die Muskulatur gekräftigt
- Steigere das Bewegungsausmaß schrittweise und halte die innenrotierte Armpositionen für jeweils 10 Sekunden

Spezifische Hinweise

- Achte auf eine kontrollierte Bewegungsausführung – vermeide Ausweichbewegungen, z. B. Drehung des Oberkörpers, und halte den Ellenbogen während der gesamten Übung auf Schulterhöhe
- Je straffer das benötigte Fitnessband gespannt ist, desto schwieriger ist die Übung

Deine Ausgangsposition

(1) Du beginnst im aufrechten Stand mit dem Rücken einem Fenster zugewandt. Ein Ende des Fitnessbands ist am Fenstergriff befestigt, das andere Ende um die rechte Hand gewickelt. (2) Hebe den rechten Arm seitlich deines Körpers bis auf Schulterhöhe an. (3) Beuge den Ellenbogen um 90°, sodass der Unterarm zur Decke und die Handfläche nach vorne zeigt.

Deine Bewegungsausführung

(4) Ziehe die Schulterblätter zusammen. (5) Rotiere den Unterarm um ca. 10 cm nach unten und halte die Armposition für 10 Sekunden. (6) Rotiere den Arm schrittweise weiter nach unten, bis der Unterarm parallel zum Boden ist. Kehre anschließend in die Ausgangsposition zurück und wiederhole die Übung. Wechsle danach die Seite.

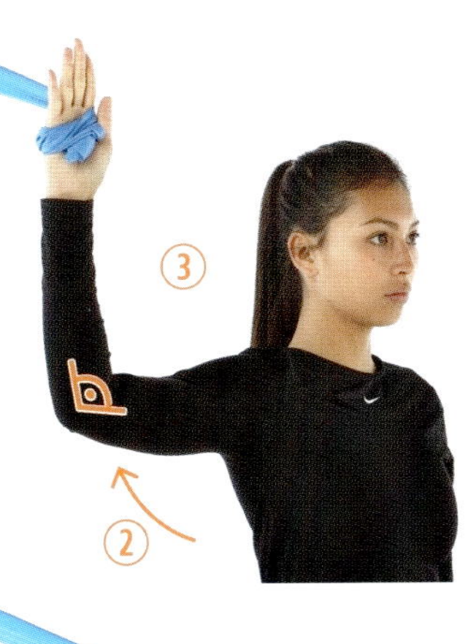

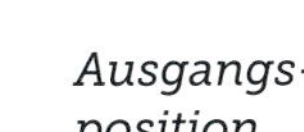

Ausgangs-position

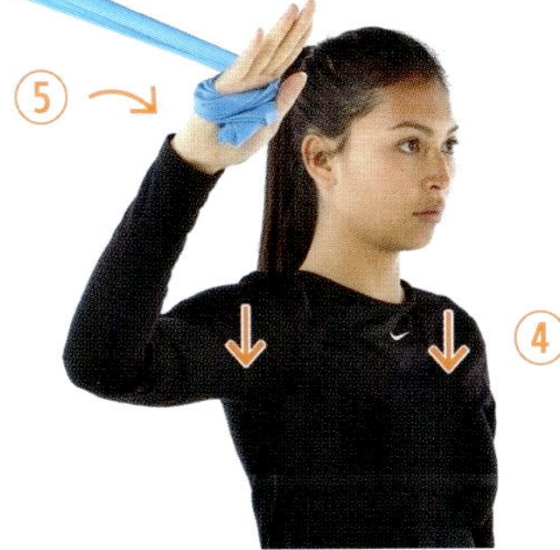

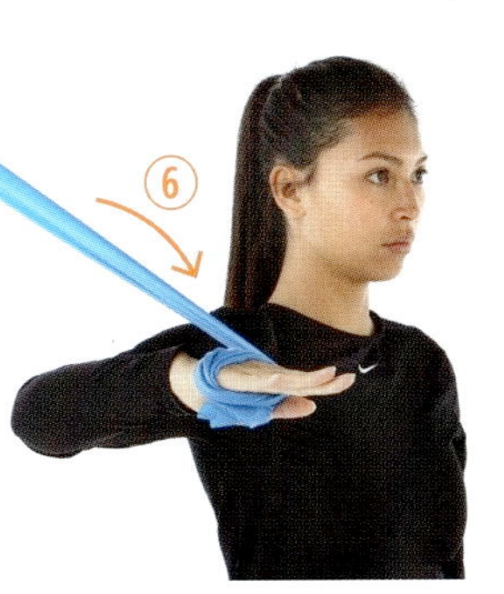

Endposition

21 Liegestütz

Muskelaktivität und Bewegungsrichtung

- Stützen und Stabilisation des Rumpfes durch Aktivierung der Brust- und hinteren Armmuskulatur sowie durch statische Anspannung der Rumpfmuskulatur
- Dauer: Absenken: 1 Sekunde, Hochdrücken: 1 Sekunde
- Halte die Liegestützposition für den im Übungsprogramm angegebenen Zeitraum [Abb. *Endposition*]

Spezifische Hinweise

- Falls dir die Übung schwerfällt, kannst du die Haltedauer verkürzen oder deine Knie auf der Matte ablegen. Zur Entlastung der Handgelenke kannst du dich auf deinen Fäusten abstützen oder ein gefaltetes Handtuch unterhalb deiner Handballen platzieren

Deine Ausgangsposition

1 Beginne in der Liegestützposition, die Hände sind etwas weiter als schulterbreit und 2 die Füße hüftbreit aufgestellt. 3 Ziehe deinen Bauchnabel nach innen zur Wirbelsäule, um deinen Rücken gerade zu halten. 4 Blickrichtung zeigt nach unten und dein Kopf ist in Verlängerung der Wirbelsäule.

Deine Bewegungsausführung

5 Senke den Körper nach unten ab und halte die Position, kurz bevor du den Boden berührst. 6 Deine Beine und Rücken sind weiterhin gestreckt und die Ellenbogen befinden sich dicht am Oberkörper. Halte die Position für den im Übungsprogramm angegebenen Zeitraum. Drücke dich kraftvoll mit den Armen nach oben in die Ausgangsstellung und beginne mit der Wiederholung.

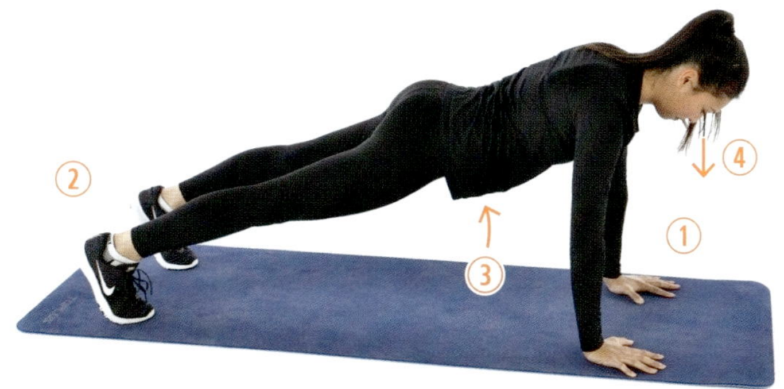

Ausgangsposition

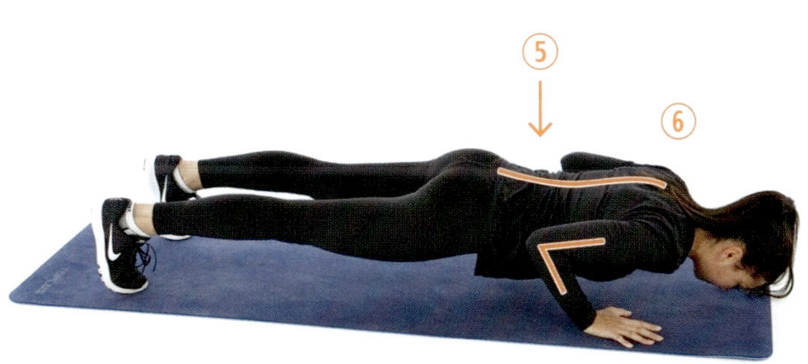

Endposition

22 Ausfallschritt

Muskelaktivität und Bewegungsrichtung

- Heben der Arme durch Aktivierung der oberen Schulter- und Nackenmuskulatur sowie Stabilisation der Wirbelsäule durch die statische Aktivierung der Rumpfmuskulatur
- Dauer: Absenken: 2 Sekunden, Aufrichten: 1 Sekunde

Spezifische Hinweise

- Achte auf eine kontrollierte Bewegungsausführung und vermeide Ausgleichbewegungen, z. B. Abweichen des Kniegelenks nach innen oder außen sowie das Hochziehen der Schulterblätter zu den Ohren
- Für diese Übung benötigst du zwei leichte Kurzhanteln. Alternativ kannst du gefüllte Wasserflaschen als Zusatzgewicht nutzen

Deine Ausgangsposition

❶ Du beginnst im hüftbreiten Stand. ❷ In den Händen hältst du die Kurzhanteln und die Arme sind nach oben zur Decke ausgestreckt. ❸ Dein Blick zeigt nach vorne.

Deine Bewegungsausführung

❹ Setze den rechten Fuß mit einem großen Schritt nach vorne. ❺ Beuge die Knie und senke deinen Rumpf nach unten ab. ❻ Halte gleichzeitig deine Arme nach oben ausgestreckt. Stoppe die Bewegung, kurz bevor dein linkes Knie den Boden berührt. Drücke dich anschließend mit beiden Beinen kraftvoll ab und setze den rechten Fuß mit einem großen Schritt in die Ausgangsposition nach hinten. Wechsle die Seite, um mit der Wiederholung zu beginnen.

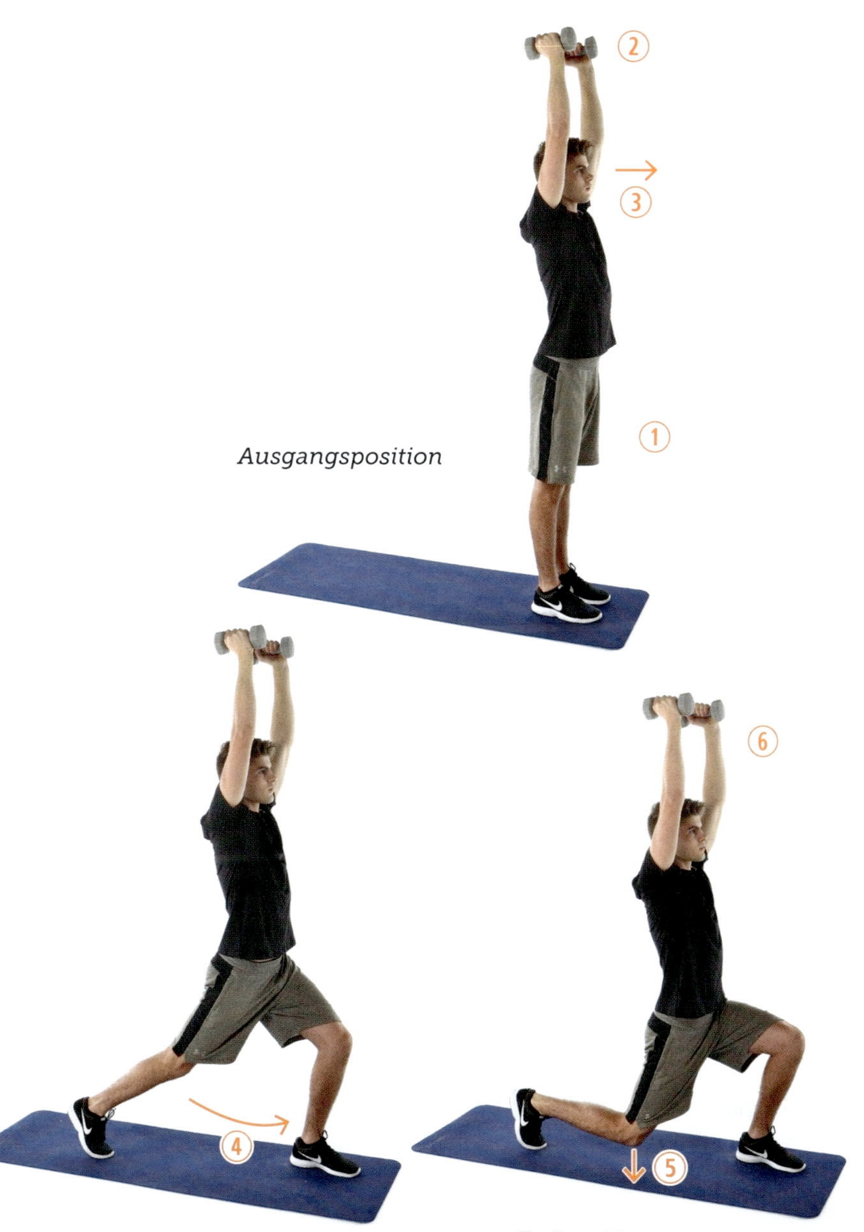

Ausgangsposition

Endposition

23 Kniebeuge

Muskelaktivität und Bewegungsrichtung

- Anheben der Arme durch Aktivierung der hinteren Schulterblatt- und Nackenmuskulatur. Streckung und Stabilisation der Wirbelsäule durch statische Aktivierung der Rumpfmuskulatur
- Dauer: Absenken: 1 Sekunde, Aufrichten: 1 Sekunde

Spezifische Hinweise

- Halte die Körperspannung, indem du den Bauchnabel nach innen zur Wirbelsäule ziehst und den Bauch anspannst
- Achte darauf, die Schulterblätter nicht zu den Ohren hochzuziehen
- Für diese Übung benötigst du einen ca. 1 m lange Stab, z. B. Besenstiel. Alternativ kannst du ein Fitnessband oder ein zusammengerolltes Handtuch verwenden

Deine Ausgangsposition

(1) Du beginnst im schulterbreiten Stand. (2) Die Füße sind dabei leicht nach außen rotiert. (3) Der Blick zeigt nach vorne und (4) die Arme sind auf Brusthöhe nach vorne ausgestreckt. Mit den Händen umfasst du die Stabenden.

Deine Bewegungsausführung

(5) Verlagere dein Gesäß nach hinten und (6) neige den Oberkörper mit geradem Rücken nach vorne. (7) Beuge die Knie, bis sich das Gesäß auf Höhe der Kniegelenke befindet (ca. 90°-Kniebeugung). Falls die tiefe Kniebeuge schmerzhaft ist, beuge deine Knie bis zur Schmerzgrenze. (8) Hebe gleichzeitig deine gestreckten Arme an, bis sie sich auf einer Linie mit der Wirbelsäule befinden. Richte dich anschließend in die Ausgangsposition auf und beginne mit der Wiederholung.

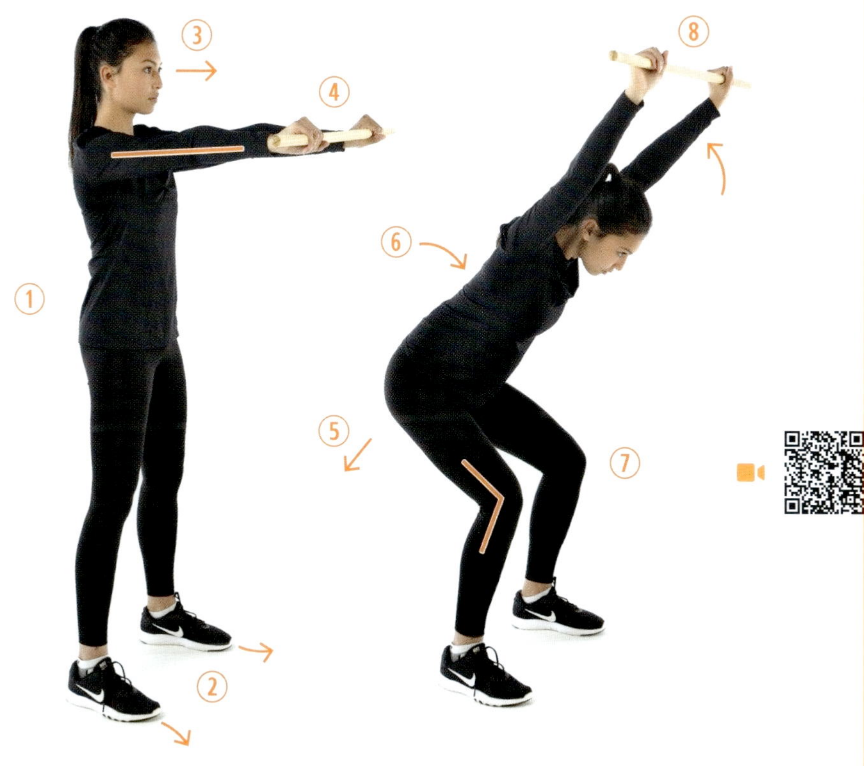

Ausgangsposition

Endposition

24 Krabbeln

Muskelaktivität und Bewegungsrichtung

- Stützen und Stabilisation der Schultergelenke und Wirbelsäule durch die Aktivierung der Schulter-, Brust- und Rumpfmuskulatur
- Dauer: Führe die Übung langsam und kontrolliert in deinem eigenen Tempo durch

Spezifische Hinweise

- Falls dir die Übung schwerfällt, reduziere die Schrittanzahl in jede Richtung. Falls die Handgelenke schmerzhaft sind, stütze dich auf den Fäusten ab

Deine Ausgangsposition

1 Du beginnst im Vierfüßlerstand, die Hände befinden sich unterhalb der Schultern und die Knie unterhalb der Hüftgelenke. 2 Hebe die Knie ca. 5 cm von der Matte an und 3 ziehe den Bauchnabel während der gesamten Übung nach innen zur Wirbelsäule, um den Rücken gerade zu halten.

Deine Bewegungsausführung

Phase 1: 4 Setze 10 Schritte nach vorne, indem du deine Arme und Beine gegengleich nach vorne führst, z. B. linker Arm und rechtes Bein.
Phase 2: 5 Setze anschließend 10 Schritte zur rechten Seite, indem du Arme und Beine seitengleich zur Seite führst, z. B. rechter Arm und rechtes Bein.
Phase 3 & 4: Danach setze 10 Schritte nach hinten und anschließend 10 Schritte nach links, um in die Ausgangsposition zurückzukehren. Starte die Wiederholung.

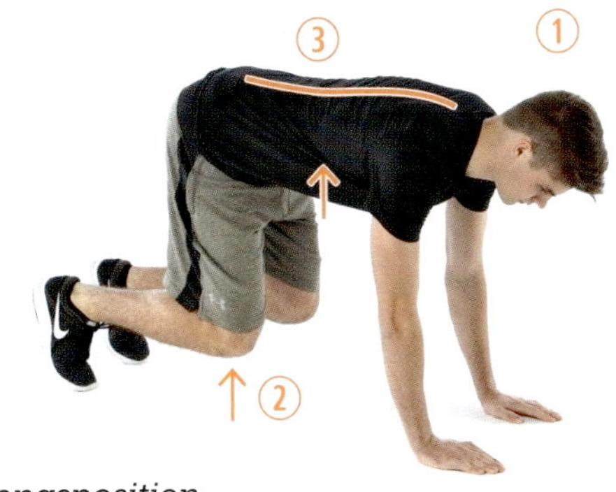

Ausgangsposition

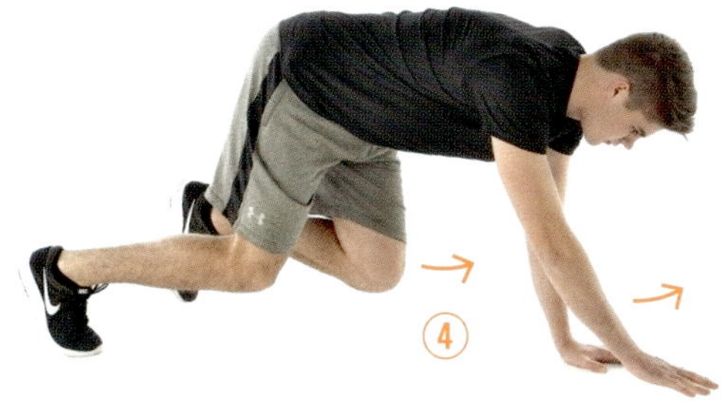

Phase 1

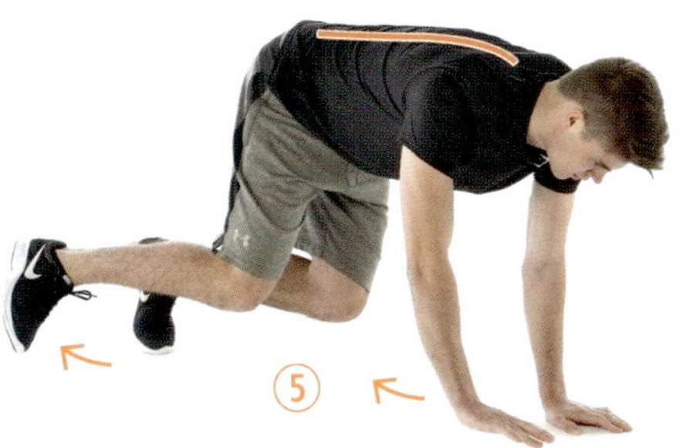

Phase 2

25 Schulterdrücken

Muskelaktivität und Bewegungsrichtung

- Anheben der Arme durch Aktivierung der hinteren und oberen Schulterblatt- und Nackenmuskulatur. Durch das Zusatzgewicht wird eine Kräftigung erreicht
- Dauer: Hochdrücken: 1 Sekunde, Absenken: 1 Sekunde

Spezifische Hinweise

- Achte auf eine gerade Wirbelsäule. Ziehe den Bauchnabel nach innen zur Wirbelsäule, um ein Hohlkreuz zu vermeiden
- Für die Übung benötigst du zwei mittelschwere Kurzhanteln. Alternativ kannst du gefüllte Wasserflaschen verwenden. Falls dir die Übung schwerfällt, reduziere das Gewicht oder führe die Übung ohne Zusatzgewichte durch

Deine Ausgangsposition

1 Du beginnst im aufrechten Stand. 2 Die Ellenbogen sind gebeugt, sodass sich deine Hände auf Kopfhöhe befinden. 3 Die Handflächen zeigen nach vorne.

Deine Bewegungsausführung

4 Ziehe die Schulterblätter zusammen und 5 strecke deine Arme gleichzeitig nach oben zur Decke. Senke anschließend deine Arme nach unten in die Ausgangsposition ab und wiederhole die Übung.

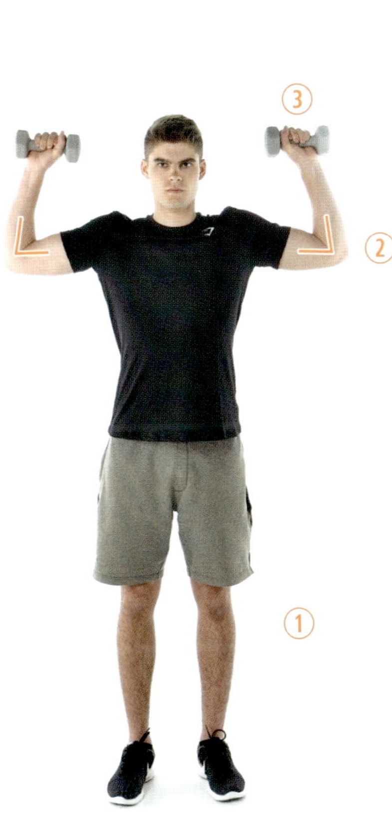

Ausgangsposition

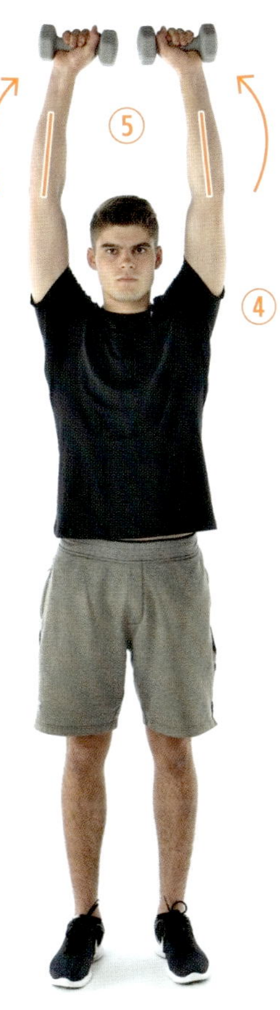

Endposition

26 Erweitertes Schulterdrücken

Muskelaktivität und Bewegungsrichtung

- Anheben der Arme durch Aktivierung der hinteren und oberen Schulterblatt- und Nackenmuskulatur. Durch das Zusatzgewicht wird eine Kräftigung erreicht
- Dauer: Anheben bis Schulterhöhe: 1 Sekunde, Hochdrücken: 1 Sekunde, Absenken: 2 Sekunden

Spezifische Hinweise

- Achte auf eine gerade Wirbelsäule. Ziehe den Bauchnabel nach innen zur Wirbelsäule, um ein Hohlkreuz zu vermeiden
- Für die Übung benötigst du zwei mittelschwere Kurzhanteln. Alternativ kannst du gefüllte Wasserflaschen verwenden. Falls dir die Übung schwerfällt, reduziere das Gewicht oder führe die Übung ohne Zusatzgewichte durch

Deine Ausgangsposition

(1) Du beginnst im aufrechten Stand. (2) Die Arme befinden sich neben deinem Körper und die Handflächen zeigen zueinander.

Deine Bewegungsausführung

Phase 1: (3) Hebe die Hanteln zügig bis auf Kopfhöhe und beuge dabei die Ellenbogen. Die Handflächen zeigen nach vorne.
Phase 2: (4) Ziehe die Schulterblätter zusammen und (5) strecke deine Arme gleichzeitig nach oben zur Decke. Senke anschließend die Kurzhanteln nach unten bis auf Kopfhöhe und danach in die Ausgangsposition ab. Wiederhole die Übung.

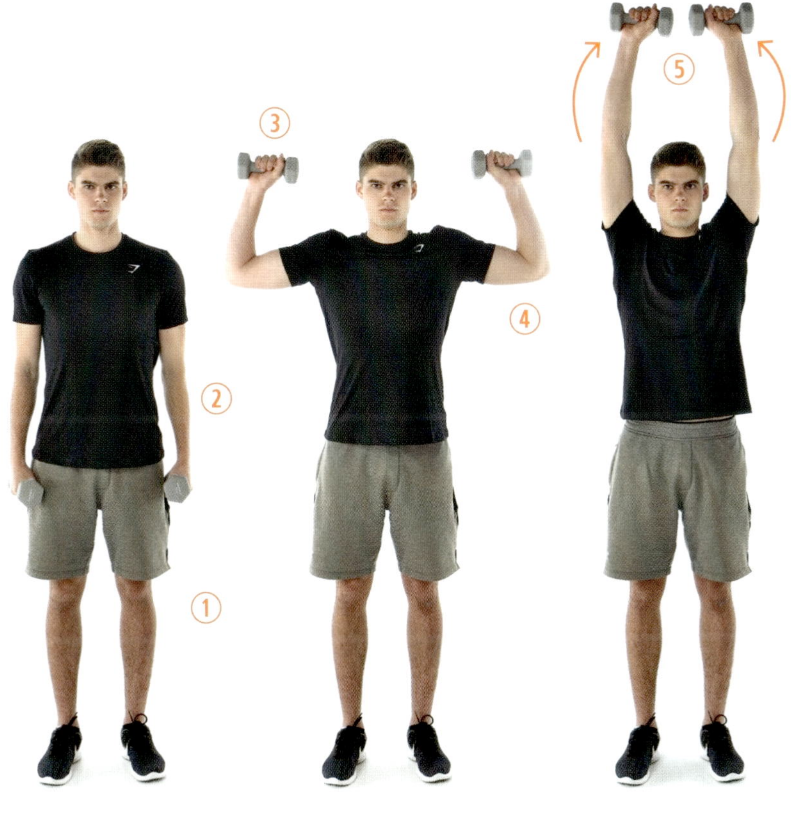

Ausgangsposition *Phase 1* *Phase 2*

Schlusswort

Wir bedanken uns für dein Interesse an den Ansätzen, die wir dir im vorliegenden Ratgeber vermittelt haben, und wünschen uns, dass dich die Lektüre überzeugt und motiviert hat, mithilfe unserer Programme eben diese neuen Wege zu gehen und Kraft, Beweglichkeit und Vertrauen in die Stärke deiner Schulter zurückzugewinnen. Der Inhalt dieses Buches soll dir helfen zu verstehen, dass die Überwindung deiner Schulterschmerzen vor allem durch dich selbst erzielt werden kann. Die daraus entstehenden Vorteile sind überwältigend. Dabei steht die Effektivität zur Lösung deiner Beschwerden an erster Stelle. Ergänzend kommen aber auch wertvolle Aspekte für unsere Gesellschaft insgesamt zum Tragen. Stetig steigende Gesundheitskosten sind fast schon so etwas wie Normalität, aber bedeuten in der Folge eine immer umfänglicher zu finanzierende Gesundheitsvorsorge für jeden einzelnen Bürger.

Die Motivation, solche Szenarien zur Kenntnis zu nehmen und sich zu fragen „Was kann ich als Einzelner dagegen, aber auch für mich tun?“, hat uns diese Programme zur Selbstbehandlung von Schulterbeschwerden evaluieren lassen. Die Erkenntnisse aus diesem Prozess haben uns von ihrem Nutzen überzeugt und mit diesem Buch wollen wir ihre Verbreitung vorantreiben.

Die konkrete Überlegung „Warum eine langandauernde, medizinische Betreuung von Fachleuten beanspruchen, wenn ich vieles selbstständig und erfolgreich erreichen kann?“ trifft den Kern unseres Anliegens. Gerade im Hinblick auf Schulterschmerzen stimmt die darin enthaltene Aussage tatsächlich mit den Fakten überein. Schulterbeschwerden sind komplex, aber verlangen deshalb nicht immer und in jedem Fall eine langandauernde Therapie. Alle Erkenntnisse und Erfahrungen weisen maßgeblich auf den Leitsatz hin „Hilf dir selbst!"

In diesem Sinne möchten wir dich ermutigen, deinen Weg zu gehen. Vertraue deinen eigenen Fähigkeiten – genau wie ein Vogel sich auf die Funktion seiner Flügel verlässt, wenn der Ast bricht, auf dem er sitzt.

Literaturnachweise

Ager AL, Roy J-S, Gamache F, et al. (2019). The Effectiveness of an Upper Extremity Neuromuscular Training Program on the Shoulder Function of Military Members With a Rotator Cuff Tendinopathy: A Pilot Randomized Controlled Trial. Mil Med 184 (5–6):e385–e393. doi: 10.1093/milmed/usy294.

Alt A, Herbst M (2016). Effektivität aktiver Übungen zur Schmerzlinderung bei der Diagnose Impingementsyndrom der Schulter. Unveröffentlicht.

Armstrong LE, Johnson EC (2018). Water Intake, Water Balance, and the Elusive Daily Water Requirement. Nutrients 10 (12). doi: 10.3390/nu10121928.

Artus M, Holt TA, Rees J (2014). The painful shoulder: an update on assessment, treatment, and referral. Br J Gen Pract 64 (626):e593–e595. doi: 10.3399/bjgp14X681577.

Bain GI, Itoi E, Di Giacomo G, et al. (2015). Normal and Pathological Anatomy of the Shoulder. Berlin, Heidelberg: Springer Berlin Heidelberg. S. 81–205. doi: 10.1007/978-3-662-45719-1.

Bhattacharyya R, Edwards K, Wallace AW (2014). Does arthroscopic sub-acromial decompression really work for sub-acromial impingement syndrome: a cohort study. BMC Musculoskelet Disord 15:324. doi: 10.1186/1471-2474-15-324.

Bijur PE, Silver W, Gallagher EJ (2001). Reliability of the visual analog scale for measurement of acute pain. Acad Emerg Med 8 (12):1153–1157. doi: 10.1111/j.1553-2712.2001.tb01132.x.

Chen Z, Li X, Pan F, et al. (2018). A retrospective study: Does cigarette smoking induce cervical disc degeneration? Int J Surg 53:269–273. doi: 10.1016/j.ijsu.2018.04.004.

Cools AM, Johansson FR, Borms D, et al. (2015). Prevention of shoulder injuries in overhead athletes: a science-based approach. Braz J Phys Ther 19 (5):331–339. doi: 10.1590/bjpt-rbf.2014.0109.

Davin S, Wilt J, Covington E, et al. (2014). Variability in the relationship between sleep and pain in patients undergoing interdisciplinary rehabilitation for chronic pain. Pain Med 15 (6):1043–1051. doi: 10.1111/pme.12438.

Diercks R, Bron C, Dorrestijn O, et al. (2014). Guideline for diagnosis and treatment of subacromial pain syndrome: a multidisciplinary review by the Dutch Orthopaedic Association. Acta Orthop 85 (3):314–322. doi: 10.3109/17453674.2014.920991.

Ekelund U, Steene-Johannessen J, Brown WJ, et al. (2016). Does physical activity attenuate, or even eliminate, the detrimental association of sitting time with mortality? A harmonised meta-analysis of data from more than 1 million men and women. The Lancet 388 (10051):1302–1310. doi: 10.1016/S0140-6736(16)30370-1.

Elma Ö, Yilmaz ST, Deliens T, et al. (2020). Do Nutritional Factors Interact with Chronic Musculoskeletal Pain? A Systematic Review. J Clin Med 9 (3). doi: 10.3390/jcm9030702.

Gurtner GC, Werner S, Barrandon Y, et al. (2008). Wound repair and regeneration. Nature 453 (7193):314–321. doi: 10.1038/nature07039.

Haik MN, Alburquerque-Sendín F, Fernandes RAS, et al. (2020). Biopsychosocial Aspects in Individuals with Acute and Chronic Rotator Cuff Related Shoulder Pain: Classification Based on a Decision Tree Analysis. Diagnostics (Basel) 10 (11). doi: 10.3390/diagnostics10110928.

Hawkes DH, Khaiyat OA, Howard AJ, et al. (2019). Patterns of muscle coordination during dynamic glenohumeral joint elevation: An EMG study. PLoS One 14 (2):e0211800. doi: 10.1371/journal.pone.0211800.

Hilton L, Hempel S, Ewing BA, et al. (2017). Mindfulness Meditation for Chronic Pain: Systematic Review and Meta-analysis. Ann Behav Med 51 (2):199–213. doi: 10.1007/s12160-016-9844-2.

Hutting N, Heerkens YF, Engels JA, et al. (2014). Experiences of employees with arm, neck or shoulder complaints: a focus group study. BMC Musculoskelet Disord 15:141. doi: 10.1186/1471-2474-15-141.

Johnson CD, Nijst BKJF, Eagle SR, et al. (2019). Evaluation of Shoulder Strength and Kinematics as Risk Factors for Shoulder Injury in United States Special Forces Personnel. Orthop J Sports Med 7 (3):2325967119831272. doi: 10.1177/2325967119831272.

King W (2007). Acute Pain, Subacute Pain and Chronic Pain. In: Schmidt, RF & Willis, WD (eds.) Encyclopedia of Pain. Springer Berlin Heidelberg, Berlin, Heidelberg, pp. 35–36.

Kraal T, The B, Boer R, et al. (2017). Manipulation under anesthesia versus physiotherapy treatment in stage two of a frozen shoulder: a study protocol for a randomized controlled trial. BMC Musculoskelet Disord 18 (1):412. doi: 10.1186/s12891-017-1763-2.

Kraal T, Beimers L, The B, et al. (2019). Manipulation under anaesthesia for frozen shoulders: outdated technique or well-established quick fix? EFORT Open Rev 4 (3):98–109. doi: 10.1302/2058-5241.4.180044.

Lewis PB, Ruby D, Bush-Joseph CA (2012). Muscle soreness and delayed-onset muscle soreness. Clin Sports Med 31 (2):255–262. doi: 10.1016/j.csm.2011.09.009.

Linaker CH, Walker-Bone K (2015). Shoulder disorders and occupation. Best Pract Res Clin Rheumatol 29 (3):405–423. doi: 10.1016/j.berh.2015.04.001.

May C, Brcic V, Lau B (2018). Characteristics and complexity of chronic pain patients referred to a community-based multidisciplinary chronic pain clinic. Can J Pain 2 (1):125–134. doi: 10.1080/24740527.2018.1453751.

Nazari G, MacDermid JC, Bryant D, et al. (2019). The effectiveness of surgical vs conservative interventions on pain and function in patients with shoulder impingement syndrome. A systematic review and meta-analysis. PLoS One 14 (5):e0216961. doi: 10.1371/journal.pone.0216961.

Ossipov MH, Dussor GO, Porreca F (2010). Central modulation of pain. J Clin Invest 120 (11):3779–3787. doi: 10.1172/JCI43766.

Park SW, Chen YT, Thompson L, et al. (2020). No relationship between the acromiohumeral distance and pain in adults with subacromial pain syndrome: a systematic review and meta-analysis. Sci Rep 10 (1):20611. doi: 10.1038/s41598-020-76704-z.

Piotek S, Toutenhahn J (2006). 4 Physiologie der Wundheilung. In: Lippert, H (ed.) Wundatlas, 2.th edn. Georg Thieme Verlag, Stuttgart.

Reilingh ML, Kuijpers T, Tanja-Harfterkamp AM, et al. (2008). Course and prognosis of shoulder symptoms in general practice. Rheumatology (Oxford) 47 (5):724–730. doi: 10.1093/rheumatology/ken044.

Reilly KJ, Moore CA (2003). Respiratory Sinus Arrhythmia During Speech Production. J Speech Lang Hear Res 46 (1):164–177. doi: 10.1044/1092-4388(2003/013).

Ridgway E, Baker P, Woods J, et al. (2019). Historical Developments and Paradigm Shifts in Public Health Nutrition Science, Guidance and Policy Actions: A Narrative Review. Nutrients 11 (3). doi: 10.3390/nu11030531.

Roy J-S, Bouyer LJ, Langevin P, et al. (2017). Beyond the Joint: The Role of Central Nervous System Reorganizations in Chronic Musculoskeletal Disorders. J Orthop Sports Phys Ther 47 (11):817–821. doi: 10.2519/jospt.2017.0608.

Russo MA, Santarelli DM, O'Rourke D (2017). The physiological effects of slow breathing in the healthy human. Breathe (Sheff) 13 (4):298–309. doi: 10.1183/20734735.009817.

Schell E, Theorell T, Hasson D, et al. (2008). Stress biomarkers' associations to pain in the neck, shoulder and back in healthy media workers: 12-month prospective follow-up. Eur Spine J 17 (3):393–405. doi: 10.1007/s00586-007-0554-0.

Schmidt RF, Willis WD (eds.) (2007). Encyclopedia of Pain. Berlin, Heidelberg: Springer Berlin Heidelberg. doi: 10.1007/978-3-540-29805-2.

Stanley J, Peake JM, Buchheit M (2013). Cardiac parasympathetic reactivation following exercise: implications for training prescription. Sports Med 43 (12):1259–1277. doi: 10.1007/s40279-013-0083-4.

Stringer C (2002). Modern human origins: progress and prospects. Philos Trans R Soc Lond B Biol Sci 357 (1420):563–579. doi: 10.1098/rstb.2001.1057.

Thomopoulos S, Parks WC, Rifkin DB, et al. (2015). Mechanisms of tendon injury and repair. J Orthop Res 33 (6):832–839. doi: 10.1002/jor.22806.

Treede R-D (2018). The International Association for the Study of Pain definition of pain: as valid in 2018 as in 1979, but in need of regularly updated footnotes. Pain Rep 3 (2):e643. doi: 10.1097/PR9.0000000000000643.

Turgut E, Duzgun I, Baltaci G (2018). Stretching Exercises for Subacromial Impingement Syndrome: Effects of 6-Week Program on Shoulder Tightness, Pain, and Disability Status. J Sport Rehabil 27 (2):132–137. doi: 10.1123/jsr.2016-0182.

Turner JC, Patrick H (2008). How Does Motivation Develop and Why Does It Change? Reframing Motivation Research. Educational Psychologist 43 (3):119–131. doi: 10.1080/00461520802178441.

Veen EJD, Stevens M, Koorevaar CT, et al. (2019). Appropriate care for orthopedic patients: effect of implementation of the Clinical Practice Guideline for Diagnosis and Treatment of Subacromial Pain Syndrome in the Netherlands. Acta Orthop 90 (3):191–195. doi: 10.1080/17453674.2019.1593641.

Vyazovskiy VV (2015). Sleep, recovery, and metaregulation: explaining the benefits of sleep. Nat Sci Sleep 7:171–184. doi: 10.2147/NSS.S54036.

Wang Q, Baets L de, Timmermans A, et al. (2017). Motor Control Training for the Shoulder with Smart Garments. Sensors (Basel) 17 (7). doi: 10.3390/s17071687.

Watzl B (2008). Anti-inflammatory effects of plant-based foods and of their constituents. Int J Vitam Nutr Res 78 (6):293–298. doi: 10.1024/0300-9831.78.6.293.

Willett WC, Ludwig DS (2020). Milk and Health. N Engl J Med 382 (7):644–654. doi: 10.1056/NEJMra1903547.

Yaribeygi H, Panahi Y, Sahraei H, et al. (2017). The impact of stress on body function: A review. EXCLI J 16:1057–1072. doi: 10.17179/excli2017-480.

QR-Codes

Videos ausgewählter Übungen

3	**Kanufahren**, S. 154 http://media.kvm-verlag.de/ DU_BIST_DEIN_EIGENER_THERAPEUT/ Schulter/Kanufahren.mp4	
4	**Brustmuskeldehnung**, S. 156 http://media.kvm-verlag.de/ DU_BIST_DEIN_EIGENER_THERAPEUT/ Schulter/Brustmuskeldehnung.mp4	
6	**Liegendes Frontheben**, S. 160 http://media.kvm-verlag.de/ DU_BIST_DEIN_EIGENER_THERAPEUT/ Schulter/Liegendes_Frontheben.mp4	
8	**Liegendes Seitheben**, S. 164 http://media.kvm-verlag.de/ DU_BIST_DEIN_EIGENER_THERAPEUT/ Schulter/Liegendes_Seitheben.mp4	
9	**Wandliegestütz**, S. 166 http://media.kvm-verlag.de/ DU_BIST_DEIN_EIGENER_THERAPEUT/ Schulter/Wandliegestuetz.mp4	
14	**Außenrotation (fortgeschritten)**, S. 176 http://media.kvm-verlag.de/DU_BIST_ DEIN_EIGENER_THERAPEUT/Schulter/ Aussenrotation_fortgeschrittene_Variante.mp4	
17	**Kombinierte Rotationen**, S. 182 http://media.kvm-verlag.de/ DU_BIST_DEIN_EIGENER_THERAPEUT/ Schulter/Kombinierte_Rotationen.mp4	

18 **Stabilisationsübung**, S. 184
http://media.kvm-verlag.de/DU_BIST_DEIN_EIGENER_THERAPEUT/Schulter/Stabilisationsuebung.mp4

19 **Gestaffelte Außenrotation**, S. 186
http://media.kvm-verlag.de/DU_BIST_DEIN_EIGENER_THERAPEUT/Schulter/Gestaffelte_Aussenrotation_Holdings.mp4

20 **Gestaffelte Innenrotation (Holdings)**, S. 188
http://media.kvm-verlag.de/DU_BIST_DEIN_EIGENER_THERAPEUT/Schulter/Gestaffelte_Innenrotation_Holdings.mp4

21 **Liegestütz**, S. 190
http://media.kvm-verlag.de/DU_BIST_DEIN_EIGENER_THERAPEUT/Schulter/Liegestuetz.mp4

23 **Kniebeuge**, S. 194
http://media.kvm-verlag.de/DU_BIST_DEIN_EIGENER_THERAPEUT/Schulter/Kniebeuge.mp4

24 **Krabbeln**, S. 196
http://media.kvm-verlag.de/DU_BIST_DEIN_EIGENER_THERAPEUT/Schulter/Krabbeln.mp4

QR-Codes

Verlaufsprotokoll und Programmseiten (PDF)

VERLAUFSPROTOKOLL
(Blankoformular), S. 77
http://media.kvm-verlag.de/
DU_BIST_DEIN_EIGENER_THERAPEUT/Schulter/
Verlaufsprotokoll.pdf

SCHMERZPROGRAMM A
(Schmerzintensität Stufe 1–2), S. 84
http://media.kvm-verlag.de/
DU_BIST_DEIN_EIGENER_THERAPEUT/Schulter/
Schmerzprogramm_A.pdf

SCHMERZPROGRAMM B
(Schmerzintensität Stufe 3–5), S. 88
http://media.kvm-verlag.de/
DU_BIST_DEIN_EIGENER_THERAPEUT/Schulter/
Schmerzprogramm_B.pdf

SCHMERZPROGRAMM C
(Schmerzintensität Stufe 6 und mehr), S. 92
http://media.kvm-verlag.de/
DU_BIST_DEIN_EIGENER_THERAPEUT/Schulter/
Schmerzprogramm_C.pdf

FUNKTIONSPROGRAMM A
(Rotation), S. 104
http://media.kvm-verlag.de/
DU_BIST_DEIN_EIGENER_THERAPEUT/Schulter/
Funktionsprogramm_A.pdf

FUNKTIONSPROGRAMM B
(Beugen/Strecken), S. 108
http://media.kvm-verlag.de/
DU_BIST_DEIN_EIGENER_THERAPEUT/Schulter/
Funktionsprogramm_B.pdf

FUNKTIONSPROGRAMM C
(Statik/Ausdauer), S. 112
http://media.kvm-verlag.de/
DU_BIST_DEIN_EIGENER_THERAPEUT/Schulter/
Funktionsprogramm_C.pdf

FUNKTIONSPROGRAMM D
(Vorbeugung), S. 116
http://media.kvm-verlag.de/
DU_BIST_DEIN_EIGENER_THERAPEUT/Schulter/
Funktionsprogramm_D.pdf

VERHALTENSPROGRAMM A
(Belastungsangst „Rotation"), S. 128
http://media.kvm-verlag.de/
DU_BIST_DEIN_EIGENER_THERAPEUT/Schulter/
Verhaltensprogramm_A.pdf

VERHALTENSPROGRAMM B
(Belastungsangst „Beugen/Strecken"), S. 132
http://media.kvm-verlag.de/
DU_BIST_DEIN_EIGENER_THERAPEUT/Schulter/
Verhaltensprogramm_B.pdf

VERHALTENSPROGRAMM C
(Belastungsangst „Statik/Ausdauer"), S. 136
http://media.kvm-verlag.de/
DU_BIST_DEIN_EIGENER_THERAPEUT/Schulter/
Verhaltensprogramm_C.pdf

ENTSPANNUNGSPROGRAMM
(Atem- und Mobilisationsübungen), S. 140
http://media.kvm-verlag.de/
DU_BIST_DEIN_EIGENER_THERAPEUT/Schulter/
Entspannungsprogramm.pdf

Impressum

Die Deutsche Nationalbibliothek verzeichnet diese Publikation in der Deutschen Nationalbibliografie; detaillierte bibliografische Daten sind online über *http://dnb.d-nb.de* abrufbar.

Anschrift des Verlags:
KVM – Der Medizinverlag, Dr. Kolster Verlags-GmbH
Ifenpfad 2–4, 12107 Berlin

Korrespondenz:
info@kvm-verlag.de

Wichtige Hinweise:

Das Werk, einschließlich aller seiner Teile, ist urheberrechtlich geschützt. Jede Verwertung außerhalb der engen Grenzen des Urheberrechtsgesetzes ist ohne Zustimmung des Verlages unzulässig und strafbar. Das gilt insbesondere für Vervielfältigungen, Übersetzungen, Mikroverfilmungen und die Einspeicherung und Verarbeitung in elektronischen Systemen.

Jeder Anwender sollte sorgsam und verantwortungsvoll mit den Trainingsprogrammen umgehen. Alle Anwendungen erfolgen auf eigene Verantwortung des Benutzers und können keine medizinische Untersuchung ersetzen. Bei länger andauernden Beschwerden suchen Sie bitte Ihren Hausarzt auf.

© KVM – Der Medizinverlag Dr. Kolster Verlags-GmbH,
ein Unternehmen der Quintessenz-Verlagsgruppe

www.kvm-medizinverlag.de

1. Auflage 2022

Projektleitung: Kathrin Fiedler, Freiburg im Breisgau
Lektorat: Renate Mannaa, Berlin
Foto- und Filmaufnahmen: Martin Kreutter, Marburg (Lahn)
Bildnachweis: S. 34, „Schultermerz" © aleks333 (www.shutterstock.com)
Layout und Satz: Gay & Sender, Bremen
Gesamtproduktion: KVM – Der Medizinverlag, Berlin
Druck: GZH d.o.o. (www.gzh.hr), Zagreb
ISBN: 978-3-86867-605-1
Printed in Croatia